神经动力学
徒手肌肉测试指南

〔美〕戴维·温斯托克（David Weinstock） 编著

张志杰 刘春龙 宋 朝 主译

河南科学技术出版社

·郑州·

Published by agreement with the North Atlantic Books through the Chinese Connection Agency, a division of The Yao Enterprises, LLC.

美国North Atlantic Books授权河南科学技术出版社
独家发行本书中文简体字版本。

图书在版编目（CIP）数据

神经动力学：徒手肌肉测试指南/（美）戴维·温斯托克（David Weinstock）编著；张志杰，刘春龙，宋朝主译.—郑州：河南科学技术出版社，2020.9

　　ISBN 978-7-5725-0046-6

　　Ⅰ.①神…　Ⅱ.①戴…　②张…　③刘…　④宋…　Ⅲ.①疼痛-治疗　Ⅳ.①R441.1

中国版本图书馆CIP数据核字（2020）第120576号

出版发行：河南科学技术出版社
　　　　　地址：郑州市郑东新区祥盛街27号　邮编：450016
　　　　　电话：（0371）65788629　65788613
　　　　　网址：www.hnstp.cn
策划编辑：李　林
责任编辑：任燕利
责任校对：谢震林
封面设计：张　伟
责任印制：张艳芳
印　　刷：河南省环发印务有限公司
经　　销：全国新华书店
开　　本：720 mm×1 020 mm　1/16　印张：9　字数：148千字
版　　次：2020年9月第1版　2020年9月第1次印刷
定　　价：59.80元

献给我的老师、同事、学生和患者。他们激发了我写作本书的动力。

致　谢

　　我要感谢以下这些人，没有他们，这项技术不会汇编成册：Vernon Brooks，John Thie，Kendall，Jocelyn Olivier（深深的感激之情），Gale Ulvang，Howard Nemerov，Brian Edwards 和 Cissy Spindler（模特），David Spindler（美丽的照片和鼓舞人心的项目），William Crabtree 和 Isalina Chow（计算机图形学解剖学插图），特别是 Laurie Higginbotham，这本手册没有他们的工作就不会实现。

参译人员名单

主　　译　张志杰　刘春龙　宋　朝

副 主 译　王雪强　余一夫

参译人员（按姓氏笔画排序）

丁文龙　郑州市中心医院

王　勇　健衡康复技术学院

王雪强　上海体育学院

刘春龙　广州中医药大学

余一夫　郑州市中心医院

余建永　郑州市惠济区人民医院

宋　朝　郑州市中心医院

张少华　河南省人民医院

张志杰　河南省洛阳正骨医院

张前程　上海上体伤骨科医院

赵小云　郑州市中心医院

前　言

　　多年前，有患者告诉我，我给他们进行的治疗效果持续时间短暂，我感到沮丧和失望。虽然有些患者喜爱我给他们进行的治疗，而且他们的病情也得到了缓解，但是，有些患者治疗前后并无差异。我反思了自己的治疗，发现我只是对症治疗而非对病因治疗。显然我忽略了某些东西——后来这些忽略的东西被证实为"运动控制理论"。神经动力学治疗技术（NKT）也因此得到了一定程度的发展。

　　早在 20 世纪 80 年代我就将徒手肌肉测试的方法融入我的工作中。Jocelyn Olivier 后来向我介绍了她的肌肉代偿理论。通过测试和重复测试肌肉之间的特定关系，我了解到，肌肉会变得习惯性绷紧来支持较弱或受到抑制的肌肉。现在，我慢慢明白了到目前为止尚未解决的问题的原因。

　　一名学生向我推荐了 Vernon Brooks 的《运动控制神经基础》。我从中学到了运动控制等级理论。以下是演示这个过程的例子。假设我想要从架子顶端拿一块曲奇饼（我是健康的）。在我的手能够到并抓住它之前，指挥系统会发生许多事情。首先，大脑边缘系统要求我"满足自己的需求"；接着大脑皮质选择一个方案，"走这条路"；然后运动控制中心（MCC）协调所有的运动模式，"现在就按这样的方式去执行"；这条信息发送至脊柱，脊柱的命令是"执行"；最后，所有的神经信号传导至肌肉，"正在执行"就已然产生了。大脑从失败中学习。当患者不能进行徒手肌肉测试时，MCC"点亮"新的方法并加以应用。后来我意识到，未解决问题的原因在于 MCC。

　　因此，NKT 技术不仅是赞同运动控制理论重要性的一种技术，而且能利用它对运动模式做出有效的改变。大脑不得不重复学习如何完成功能性运动模式来摆脱它自身的功能障碍。在过去的 20 多年里，"缺失的一环"被找到并加以利用，我和我的同事帮助了那些被告知"不要对预后期望太高"的患者。我的每一天都充满了满足和有益的互动。

　　由于以下两种情况，NKT 技术得以不断发展和完善。第一，治疗师不得不随机应变，所以不断有新的技术被开发出来。第二，每位治疗师都拿出了他的专业特长。因此，骨科测试和不同的释放技术现在都已经整合到这个流程中。将这个绝妙的工具放进你的工具箱，和我们一起加入这个逐步进化的旅程吧！

简　介

　　本书的目的是成为已经使用肌肉测试评估结构性问题以及那些想要学习肌肉测试的从业者的资料库。为了从肌肉测试中得到准确的答案，这些图片以一种能让测试者或受试者容易理解的姿势位置呈现出来。这里有关于使用 NKT 技术（或相似方法）进行肌肉测试以及肌肉与肌肉之间相互作用的详细信息。

谁用这本指南？

1. 按摩治疗师
2. 物理治疗师
3. 普拉提教练
4. 私人教练
5. 脊柱指压治疗师［特别是使用 ART 技术（主动释放技术）］

为什么要用这本指南？

1. 肌肉测试有精确的图片和通俗易懂的描述。

2. 肌肉测试能够提供肌肉或功能是弱还是强的信息。

3. 当了解了肌肉或功能是弱的，就能将其与其他一个（或多个）过强、过紧或疼痛的肌肉相联系。

4. 熟练掌握 NKT 技术后能让从业者处理许多不同的代偿模式。

理论基础

　　NKT 技术基于运动控制理论（Vernon Brooks 的《运动控制神经基础》）。位于小脑的运动控制中心（MCC）接收来自大脑边缘系统的信息（"满足自己的需求"），然后大脑皮质选择（"走这条路"），传递信息给脊柱（"执行"），最后肌肉骨骼系统（"正在执行"）。

MCC 由肌肉或功能障碍所激活。一个很好的例子是一个婴儿学习站立。在实现直立之前会有很多失败的尝试。每一次失败 MCC 都会为新的一次学习"点亮"。MCC 组织了所有的身体运动和模式。它能学习新的成功的方案（如体操运动），或者因创伤反应产生功能障碍模式。每一次尝试都能获得并吸收一些成功方面的经验。最后婴儿学会了站立，成功站立的信息随即编入MCC。同样的，当人受伤后，功能障碍模式也将储存到 MCC。例如，在挥鞭样损伤（whiplash injurg）时，颈部伸肌会变得非常紧绷和疼痛。按摩、拉伸等，可能效果甚微，甚至没有效果。为什么？ MCC 现在已经在记忆中存储了颈部屈肌弱化的事实。那如何保持头部直立呢？它选择保持颈部伸肌紧绷来支持头部的重量。在使用 NKT 技术（或相似技术）清除该模式之前，颈部的伸肌将一直保持锁定状态。

NKT 技术为其他治疗方式做了补充——您当前使用的任何技术都能整合到你的方案中。在您的所有技术中这是极好的一种技术。掌握更多如何评估和治疗特殊疾病的信息，将让您成为治疗更有效的从业医师。熟悉 NKT 技术将为您打下良好的基础，让您在专业领域更精进。

许多代偿模式是通过损伤或时间积累发展出来的。本指南包括最常见的 3 种关系：

1. 核心：脊柱肌肉与四肢。
2. 拮抗肌：肌肉成对运动。
3. 协同肌：一起收缩以完成某一功能的肌肉，或按顺序收缩的肌肉。

在每一章的最后有功能解剖插图。核心、拮抗肌和协同肌涉及的肌肉和功能及其之间的关系，可以参考此处。

根据您的技术水平，您将看到本指南可以用于解决简单到非常复杂的问题。当然，我们强烈推荐您参加 NKT 技术培训。

如何使用本指南？

本指南是按解剖结构编排的，分别展示了颈部、躯干以及四肢的肌肉和运动。从核心到四肢的远端肌肉有一个合乎逻辑的发展过程。在每一章的末尾都有解剖图。了解肌肉之间的相互关系是正确使用 NKT 技术的关键。

根据呈现的肌肉或功能设定每一页的标题。这些图像显示了以测试为目的的客户和操作者的最佳位置。特别注意的是定位，因为参与者的任何绷紧或不平衡都可能导致不准确的测试结果。图片说明描述了最符合人体工程学和最精确的测试方法。箭头表示的是治疗师施加"力"（阻力）的方向。客户往相反的方向对抗施加的压力。

NKT 测试使用 3 种压力：

1. 轻——在 1~2 秒内施加最小的力来检查神经通路的可用性（它有反应吗？）。

2. 中等——施加稍重的力 1~2 秒，以确定肌肉的力量。

3. 重——施加稳定的力 5~10 秒，以测试肌肉耐力。

强烈建议治疗师从"轻"的压力开始测试，然后按步骤进行"中等"和"重"的压力测试。测试时，要求客户对抗治疗师给的压力以产生最好的结果。"resist"一词对客户的意思是"meet my pressure"。

每一块肌肉都有其附着物的描述。我用"attachment"这个词来代替"origin"和"insertion"，因为后两者会因肌肉的使用方式而发生混淆。第一个词表示的是列表中的起点，然后是连词"and"，而第二个词侧重于描述。

方框中包含的信息列出了 3 种最常见的关系："核心""拮抗"和"协同"。

核心指的是在四肢虚弱时脊柱肌肉（如上胸部竖脊肌至斜方肌中部）的支撑能力。

拮抗指的是肌肉或功能在加强时，其相对的肌肉或功能是变弱的（如肱二头肌和肱三头肌）。

协同是指肌肉收缩帮助另一较弱的肌肉执行功能（如髂肌与腰大肌协同完成髋关节屈曲）。

协同涉及肌肉共同执行一个更复杂的运动，例如拿起一杯水并喝掉。在这一系列运动中任何肌肉都可能给较弱的肌肉支持（如肱桡肌至三角肌前束）。方框中列出的肌肉和功能在解剖学中也相互关联（如腰大肌是髋屈肌之一）。

神经动力学治疗方案

当客户出现紧张、疼痛或受伤的部位时，关注这些区域可能无法找到问题的原因。NKT 方案不是让你放松紧张的肌肉，而是让你评估受影响区域的肌肉。这不仅能帮你精确地找到病因，也能成功地治疗。

让我们用一个典型的 whiplash 案例来说明。客户有非常紧张和疼痛的颈部伸肌。

步骤 1：首先测试颈伸肌——测试结果为"强"（"强"是指有反应，"弱"是指无反应）。

步骤 2：然后测试颈屈肌，它们很弱。当肌肉测试结果变弱时，运动控制中心（MCC）受到刺激。现在你用 30~60 秒的时间来放松紧绷的肌肉。你可以使用任何你知道的放松技巧来达到这个目的。

步骤 3：最后，再次测试颈屈肌。如果它们的测试结果很好，提示你成功地刺激并重新编写了 MCC。换句话说，MCC 现在可以通过神经通路向颈屈肌传递信息，而不受颈伸肌的任何抑制。如果颈屈肌第二次感到无力，重做放松技术，也许是在第一次放松区域的不同肌肉上。如果仍不起作用，你可能不得不使用"协同肌"部分列出的肌肉。这就是 NKT 方案的乐趣和令人满意之处。它让你成为一名优秀的侦探。

一旦你解决了功能障碍，你可以给客户布置"家庭作业"。在 whiplash 案例中，可以先拉伸颈部伸肌，然后加强颈部屈肌（模仿肌肉测试）。让你的客户在离开你的办公室之前再演示一遍，确保颈部伸肌没有过多使用，用足够的阻力去感觉只有颈部屈肌在工作。这项任务需要一天完成两次，这样新的神经通路才会连入 MCC。记住，这是一个激活神经通路的问题，这个通路已经有一段时间不能使用了。缓慢而精确地做这件事会产生更好的结果。肌肉疲劳会使旧的功能失调模式重现。

人的身体非常复杂，本指南也有很多没有提及的身体内在联系。强烈推荐相关人员进行本技术的培训。我希望读者能将本书提供的 NKT 技术融入临床实践，帮助患者实现他们从未奢望过的结果。

目　录

第一章　颈部

颈屈曲

仰卧位与俯卧位

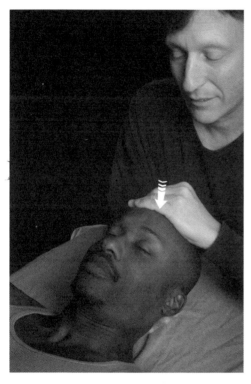

核心：颈椎。

拮抗肌：颈伸肌。

协同肌：胸锁乳突肌、颈长肌、腹肌、髋屈肌。

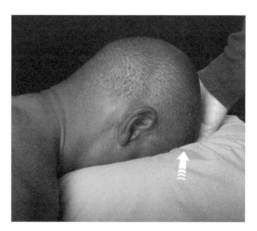

测试者将受试者的头抬高 7.6~10.2 cm。若受试者的头可维持不下落，则给予轻微压力。压力由额头往床面方向施加。此时注意患者是否有憋气、下颌抬起或尝试卷曲腹部以对抗阻力的协同表现。

受试者头下压，测试者轻轻施加向上的力。

单侧胸锁乳突肌

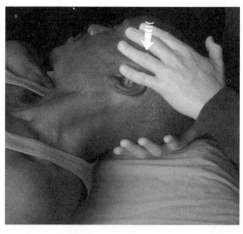

附着： 胸骨柄的前面、锁骨的内侧端和颞骨的乳突。

功能： 屈曲与旋转颈部。

核心： 颈椎。

拮抗肌： 颈伸肌。

协同肌： 腹肌、腰大肌、髋屈肌。

受试者的头旋转 45°并向一侧上抬，从另一侧的眉毛上端施加轻微向下的力。切记力量不要太大。

颈长肌

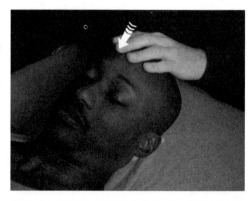

附着： 第 1、2 颈椎体前面和第 3~7 颈椎椎体前面。

功能： 屈曲颈部。

核心： 颈椎。

拮抗肌： 颈伸肌。

协同肌： 腹肌、腰大肌、髋屈肌。

测试者一只手支撑受试者的头部，使其离开床面 2.5~5.1 cm，请受试者做缩下颌的动作；另一只手在受试者额头处轻轻施加向下的力，使其不要做出点头的动作。仔细观察受试者是否将下颌抬起以抵抗阻力（抬起表示胸锁乳突肌用力而非颈长肌用力）。

中斜角肌

附着：第 3~7 颈椎横突后结节，第 1、2 肋前端。

功能：屈曲与侧屈颈部。

核心：颈椎。

拮抗肌：颈伸肌、肩胛提肌。

协同肌：腹肌、腰大肌、三角肌、肱三头肌、肱桡肌、腕伸肌、拇伸肌。

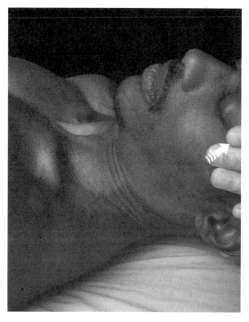

受试者将头转向一侧肩膀，测试者在同侧颞骨施加阻力对抗。

前斜角肌

附着：第 3~7 颈椎横突后结节，第 1、2 肋前端。

功能：屈曲与侧屈颈部。

核心：颈椎。

拮抗肌：颈伸肌、肩胛提肌。

协同肌：腹肌、腰大肌、三角肌、肱三头肌、肱桡肌、腕伸肌、拇伸肌。

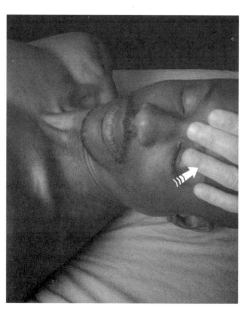

受试者将头转向一侧肩膀，测试者从同侧眉毛处施加阻力对抗。

双侧颈伸肌

仰卧位与俯卧位

核心： 颈椎。

拮抗肌： 颈屈肌。

协同肌： 胸竖脊肌、腰竖脊肌、双侧臀大肌。

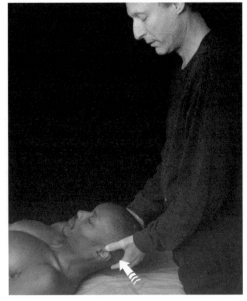

将受试者的头抬离床面几厘米，并对抗受试者颈后伸的力。这个动作测试颈伸肌上群。

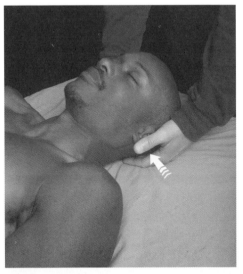

受试者的头平放在床上，测试者对抗受试者颈后伸的力。这个动作测试颈伸肌下群。

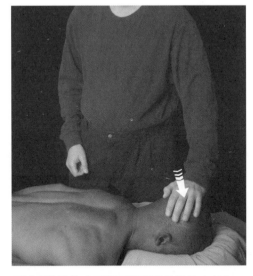

受试者俯卧位（可显示颈部后伸肌的全长），测试者对抗受试者颈后伸的力。让受试者的头抗阻离开床面，测试胸部的伸肌。

单侧颈伸肌

仰卧位与俯卧位

核心：颈椎。

拮抗肌：胸锁乳突肌。

协同肌：胸竖脊肌、腰竖脊肌、一侧臀大肌。

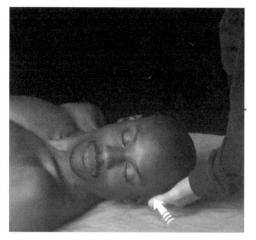

仰卧位，将受试者的头完全转向一侧，测试者对抗受试者。

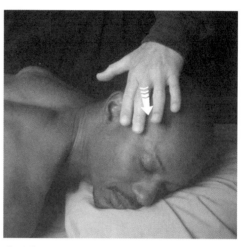

俯卧位（可以看到一侧后部颈伸肌的全长），受试者的头完全转向一侧，测试者对抗受试者。

颈部旋转肌群

仰卧位

核心：颈椎。

拮抗肌：对侧旋转肌。

协同肌：对侧胸椎旋转肌群、同侧腰椎旋转肌群。

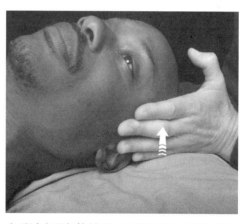

当受试者颈部旋转时，从其耳朵上方施加阻力对抗。

斜方肌上部

仰卧位与俯卧位

附着： 枕骨、第 1~7 颈椎、锁骨外侧 1/3、肩峰。

功能： 上提和上旋肩胛骨。

核心： 上胸椎、颈椎。

拮抗肌： 背阔肌、斜方肌下部。

协同肌： 腹内、外斜肌，腰方肌，臀中肌，阔筋膜张肌。

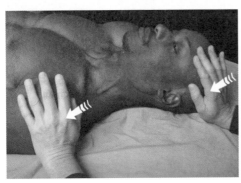

受试者仰卧位，头摆正，测试者用手同时施加对抗受试者头部向一侧屈曲和肩部上抬的力。

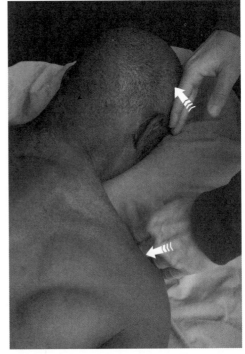

受试者俯卧位，头摆正，测试者用手同时施加对抗受试者头部向一侧屈曲和肩部上抬的力。

■ 颈部肌群功能

颈屈肌

1. 胸锁乳突肌（SCM）——胸骨端附着处

2. 胸锁乳突肌（SCM）——锁骨端附着处

3. 斜角肌（scalenus）——A. 前斜角肌（scalenus anterior）；B. 中斜角肌（scalenus medius）；C. 后斜角肌（scalenus posterior）

4. 颈长肌（longus colli）

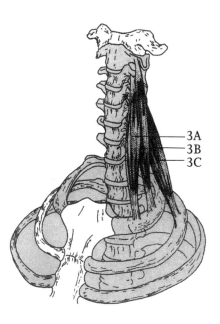

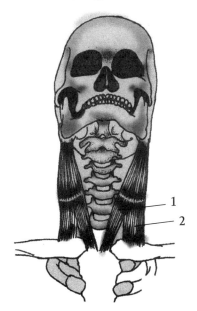

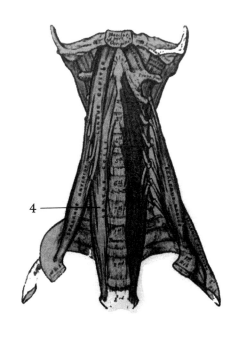

颈伸肌

1. 头夹肌
2. 颈夹肌
3. 斜方肌上部

竖脊肌（erector spinae）——见 p.78 "躯干伸肌"。

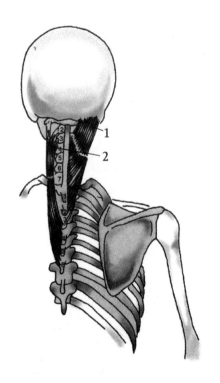

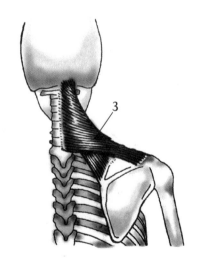

第二章　上肢

斜方肌中部

仰卧位和俯卧位

附着： 第7颈椎至第5胸椎棘突和肩胛冈。

功能： 回缩肩胛骨。

核心： 胸椎。

拮抗肌： 胸大肌锁骨部、胸小肌、前锯肌。

协同肌： 菱形肌、三角肌后束、肱三头肌、腕伸肌。

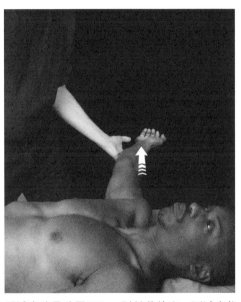

受试者肱骨外展90°，肘关节伸直。测试者将手放在受试者前臂远端后方并对抗受试者向下的运动。

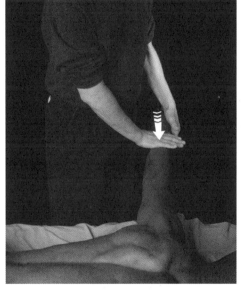

受试者肱骨外展90°，肘关节伸直。测试者将一只手放在受试者前臂远端下方支撑手臂，另一只手放在前臂远端上方轻轻地对抗受试者向上的运动。

斜方肌下部

仰卧位和俯卧位

附着： 第5~12胸椎棘突、肩胛冈。

功能： 下拉和上旋肩胛骨。

核心：胸椎。

拮抗肌：胸大肌胸骨部、斜方肌上部、肩胛提肌、菱形肌、胸小肌。

协同肌：腕伸肌、肱三头肌、三角肌后束、背阔肌、小圆肌、冈下肌。

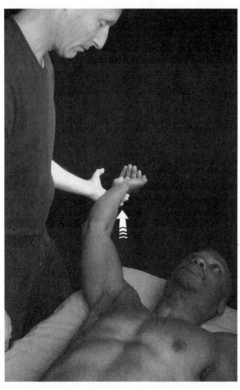

受试者肱骨外展135°，肘关节伸直。测试者将手放在受试者前臂远端下方，对抗受试者向下的运动。

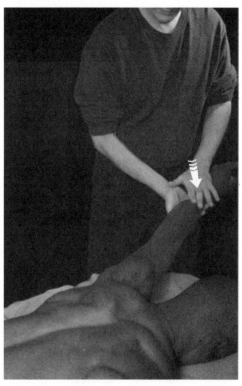

受试者肱骨外展135°，肘关节伸直。测试者将一只手放在受试者前臂远端下方支撑手臂，另一只手放在前臂远端上方，轻轻地对抗受试者向上的运动。

背阔肌

仰卧位和俯卧位

伸直手臂

附着：骶骨、髂嵴、第 7~12 胸椎、肩胛骨下角和肱骨结节间沟。

功能：伸展、内旋和内收肩关节。

核心：胸椎、腰椎。

拮抗肌：肩关节外展肌、外旋肌、屈肌。

协同肌：肩关节内收肌、内旋肌、伸肌。

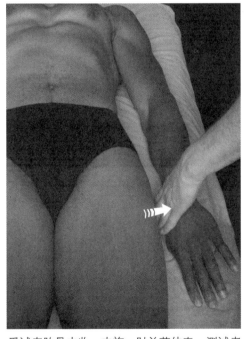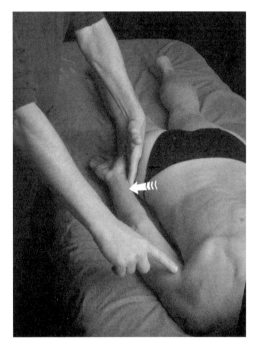

受试者肱骨内收、内旋，肘关节伸直。测试者将手放在受试者前臂远端桡侧，对抗受试者内收的运动。

背阔肌

（接上页）

屈曲手臂

附着： 肩胛骨下角和肱骨结节间沟。

功能： 通过肱骨下沉肩胛骨。

> **核心：** 胸椎。
>
> **拮抗肌：** 斜方肌上部、肩胛提肌。
>
> **协同肌：** 大圆肌、斜方肌下部、小圆肌。

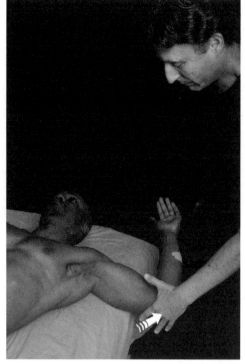

受试者肱骨外展90°，肘关节屈曲90°，肩关节外旋。测试者在肘关节处对抗受试者内收的运动。

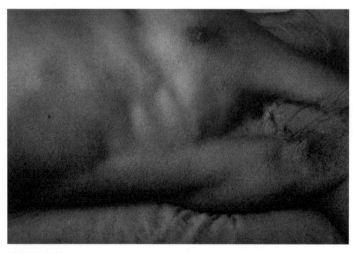

背阔肌细节

大圆肌

仰卧位和俯卧位

附着： 肩胛骨下角和肱骨结节间沟内侧缘。

功能： 伸展、内旋、内收肩关节。

核心： 胸椎。

拮抗肌： 肩关节屈肌、外旋肌、外展肌。

协同肌： 背阔肌，肩关节伸肌、内旋肌、内收肌。

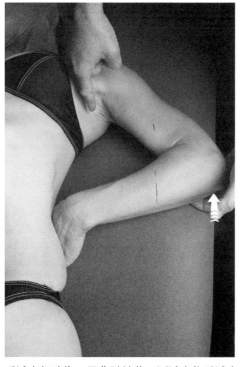

受试者仰卧位，屈曲肘关节，测试者将受试者的手放在腰部后方，自己的手放在受试者肘关节下方，对抗受试者肘部向下的运动。

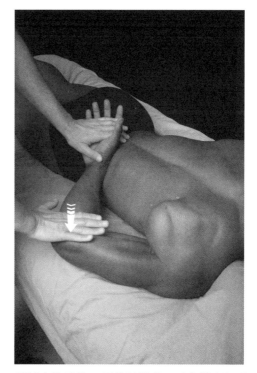

受试者俯卧位，屈曲肘关节，手背放在腰后部。测试者一只手放在受试者手掌上，另一只手放在受试者肘关节处，对抗受试者肘部向上的运动。

肩胛提肌

仰卧位和俯卧位

附着： 第 1~4 颈椎横突、肩胛骨内侧缘和上角。

功能： 上提和下旋肩胛骨。

> **核心：** 胸椎上段、颈椎。
> **拮抗肌：** 斜角肌、背阔肌、斜方肌下部。
> **协同肌：** 三角肌后束、肱三头肌、腰方肌、臀大肌。

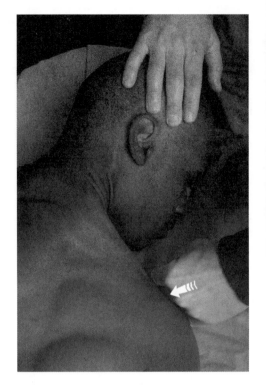

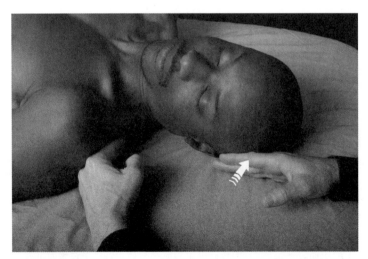

受试者将头轻轻转至一侧。测试者将一只手放在受试者耳朵上方对抗受试者颈部侧屈，另一只手放在受试者肩部对抗肩部上提。

菱形肌

仰卧位和俯卧位

附着： 第 7 颈椎到第 5 胸椎，肩胛骨内侧缘。

功能： 回缩和下旋肩胛骨。

核心： 颈椎、胸椎。
拮抗肌： 胸小肌、前锯肌。
协同肌： 斜方肌中部、背阔肌、腰方肌。

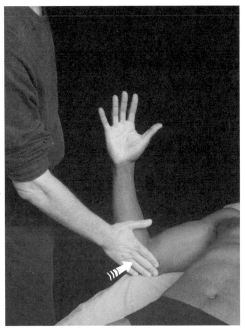

受试者肱骨外展45°，肘关节屈曲90°，掌心朝内。测试者施加对抗肘部内收的力。

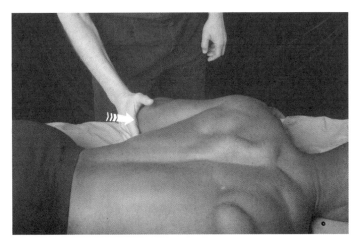

受试者肘关节屈曲，轻度外展。测试者施加对抗肘部内收的力。

三角肌前束

仰卧位和俯卧位

附着：锁骨外侧 1/3 处和三角肌粗隆。

功能：屈曲、水平内收、内旋肩关节。

核心：胸椎。

拮抗肌：三角肌后束，肩关节伸肌、水平外展和外旋肌。

协同肌：腕伸肌、肱二头肌、喙肱肌、胸大肌、胸小肌、肩胛下肌、背阔肌。

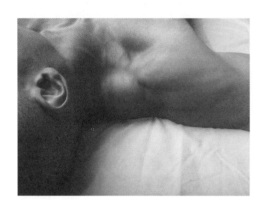

三角肌细节

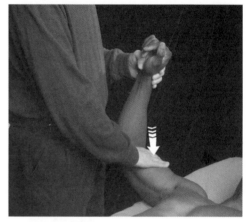

受试者肩关节外展90°，肘关节屈曲90°。测试者一只手抓住受试者的手，另一只手放在受试者肱二头肌远端，对抗受试者肩关节水平内收的运动。

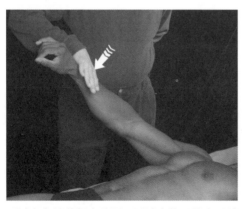

受试者肩关节轻度外展，测试者将手放在受试者前臂远端，对抗受试者肩关节屈曲的运动。

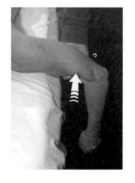

受试者肘关节屈曲90°。测试者将手放在受试者上臂下方、肘关节以上的部位，对抗受试者手臂向下移动。

注意：手放在肘关节上方是为了稳定。

三角肌中束

仰卧位和俯卧位

附着： 肩峰外侧缘和三角肌粗隆。

功能： 外展肩关节 90°。

核心： 胸椎。

拮抗肌： 肩关节内收肌。

协同肌： 肩关节外展肌。

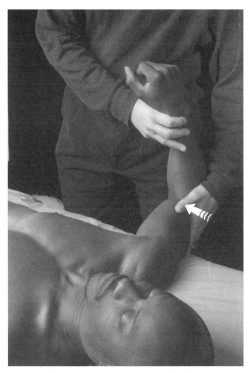

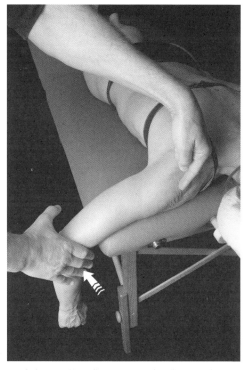

受试者肩关节外展90°，肘关节屈曲90°。测试者一只手握住受试者手腕，另一只手放在受试者肘关节上方，对抗受试者肩关节外展的运动。

受试者肘关节屈曲90°。测试者将手放在受试者肘关节上方，对抗受试者肩关节外展的运动。

三角肌后束

仰卧位和俯卧位

附着： 肩峰外侧和三角肌粗隆。

功能： 伸展、水平外展、外旋肩关节。

核心： 胸椎。

拮抗肌： 三角肌前束。

协同肌： 肱三头肌、斜方肌上部。

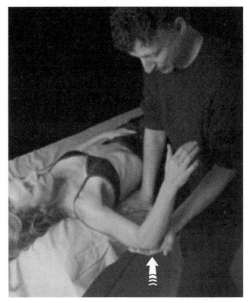

受试者仰卧位，肘关节屈曲90°。测试者将手放在受试者上臂远端、肘关节处，对抗受试者向下的运动。

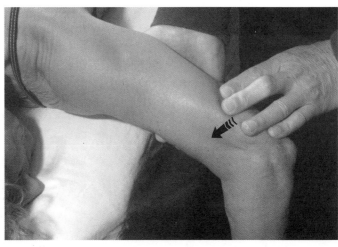

受试者俯卧位，肩关节外展90°，肘关节屈曲。测试者一只手抓住受试者的上臂，另一只手放在受试者肘关节上方，对抗受试者肘部向上的运动。

喙肱肌

仰卧位

附着： 喙突和肱骨干内侧面中 1/3。

功能： 屈曲、内收肩关节。

核心： 胸椎。

拮抗肌： 肩关节伸肌、肩关节外展肌。

协同肌： 肱二头肌、三角肌前束、胸大肌、肩关节内收肌。

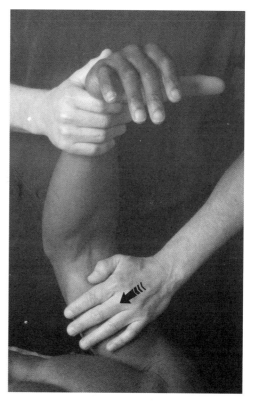

受试者肩关节轻度外展，肘关节屈曲90°，测试者一只手抓住受试者的手腕，另一只手放在受试者肘部以上的手臂上，对抗受试者肩关节屈曲的运动。

小圆肌

仰卧位和俯卧位

附着： 肩胛骨上外侧缘背面和肱骨大结节。

功能： 外旋肩关节。

> **核心：** 胸椎。
>
> **拮抗肌：** 肩胛下肌。
>
> **协同肌：** 三角肌、肱三头肌、冈下肌、背阔肌、腕伸肌。

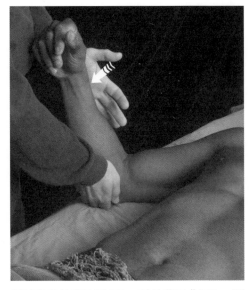

受试者肩关节外展45°，肘关节屈曲90°。测试者一只手稳定受试者的肘关节，另一只手放在受试者腕关节上方，对抗受试者肩关节外旋运动。

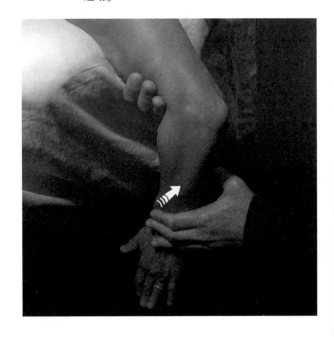

冈下肌

仰卧位和俯卧位

附着：肩胛骨冈下窝和肱骨大结节。

功能：外旋肩关节。

核心：胸椎。

拮抗肌：肩胛下肌。

协同肌：三角肌后束、肱三头肌、小圆肌、背阔肌、腕伸肌。

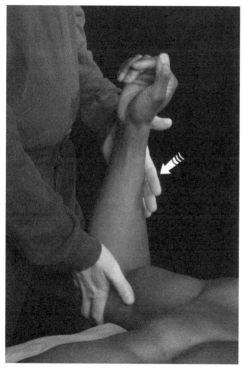

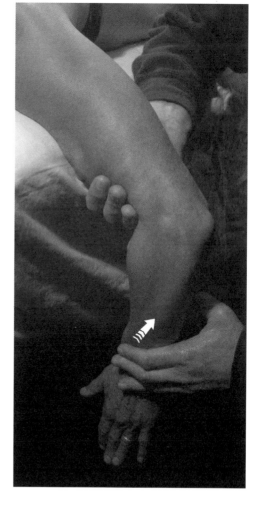

受试者肩关节外展90°，肘关节屈曲90°。测试者一只手稳定受试者肘关节，另一只手放在受试者腕关节上方，对抗受试者肩关节外旋运动。

冈上肌

仰卧位和俯卧位

附着： 肩胛骨冈上窝和肱骨大结节。

功能： 外展肩关节。

> **核心：** 胸椎。
>
> **拮抗肌：** 肩关节内收肌。
>
> **协同肌：** 三角肌中束、腕伸肌、肩关节外展肌。

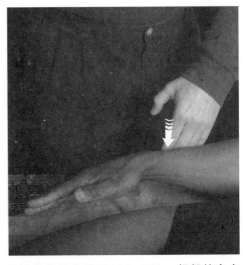

受试者肩关节外展10°～15°，轻轻抬离床面。测试者将手放在受试者腕关节上方，对抗受试者肩关节外展运动。

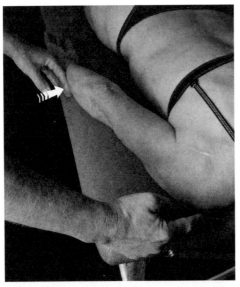

受试者手臂放在身体一侧，肘关节伸直。测试者在受试者肩关节外展15°的位置进行对抗。

肩胛下肌

仰卧位和俯卧位

附着： 肩胛骨冈下窝和肱骨小结节。

功能： 内旋肩关节。

核心： 胸椎。

拮抗肌： 冈下肌、小圆肌、肩关节外旋肌。

协同肌： 腕屈肌、肩关节内旋肌。

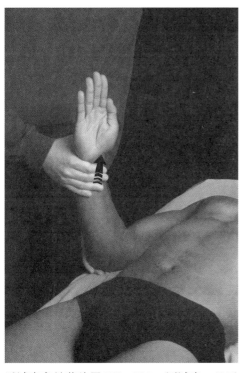 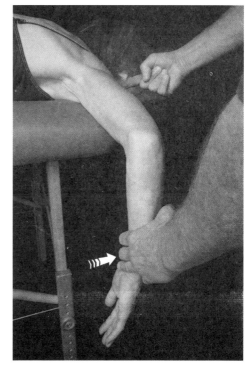

受试者肩关节外展45°~90°，测试者一只手稳定受试者肘关节，另一只手放在受试者腕关节上方，对抗受试者肩关节内旋运动。

胸大肌锁骨部

仰卧位和俯卧位

附着： 锁骨内侧半和肱骨结节间沟。

功能： 屈曲、内收、水平内收和内旋肩关节。

> **核心：** 胸椎。
>
> **拮抗肌：** 肩关节伸肌、外展肌、水平外展肌、外旋肌。
>
> **协同肌：** 肩关节屈肌、内收肌、水平内收肌、内旋肌。

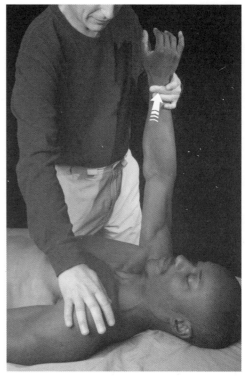

受试者手掌面对测试者，手背朝向对侧肩关节运动。测试者在受试者手腕处对抗。

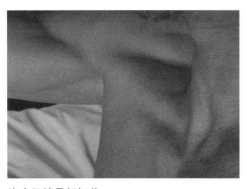

胸大肌锁骨部细节

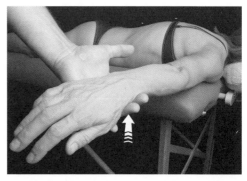

受试者手掌朝向地面。测试者在受试者手腕处对抗其向下的运动。

胸大肌胸骨部

仰卧位和俯卧位

附着：第 1~6 肋软骨和肱骨结节间沟。

功能：内收、水平内收、内旋肩关节，伸展屈曲位的肱骨。

> **核心：**胸椎。
> **拮抗肌：**斜方肌下部、斜方肌中部、菱形肌、三角肌中束、三角肌后束。
> **协同肌：**对侧腹内斜肌、肱二头肌、背阔肌。

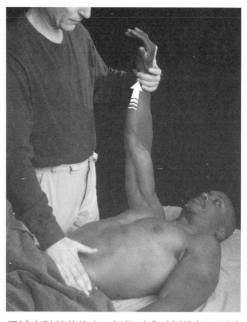

受试者肘关节伸直，拇指对准对侧髋部。测试者一只手稳定受试者对侧髋部，另一只手轻轻牵引受试者手臂，在腕关节处对抗。

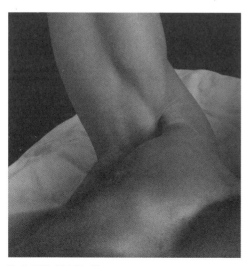

胸大肌胸骨部细节

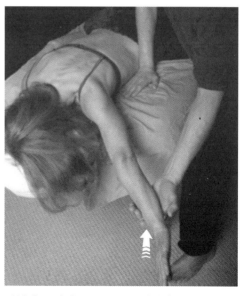

受试者手臂外展135°。测试者将手放在受试者腕关节处，对抗受试者向下的运动。

胸小肌

仰卧位

附着： 第 3~5 肋和喙突。

功能： 前伸、下沉、下旋肩胛骨。

> **核心：** 胸椎。
> **拮抗肌：** 肩胛骨后缩、上抬、上旋肌。
> **协同肌：** 对侧屈髋肌群，肩胛骨前伸、下沉、下旋肌。

功能性俯卧撑测试

> **核心：** 胸椎。
> **拮抗肌：** 菱形肌和斜方肌中部。
> **协同肌：** 胸大肌、胸小肌、肱二头肌、三角肌前束、腕伸肌、腕屈肌。

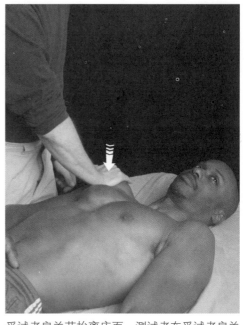

受试者肩关节抬离床面，测试者在受试者肩关节处对抗其前伸运动。

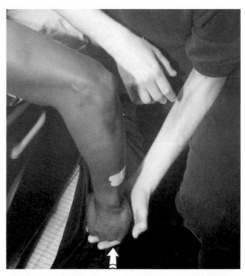

受试者肩关节外展90°，肘关节屈曲。测试者将手放在受试者拳头（或手掌）下方，对抗其向下的运动。这测试的是胸大肌和胸小肌。

前锯肌

仰卧位

附着：上 8 个肋的外侧面和肩胛骨内侧缘前面。

功能：前伸和上旋肩关节；使肩胛骨相对于胸廓稳定。

核心：胸椎。

拮抗肌：菱形肌、斜方肌中部、肩胛骨下旋肌。

协同肌：肩胛骨上旋肌、肩胛骨前伸肌。

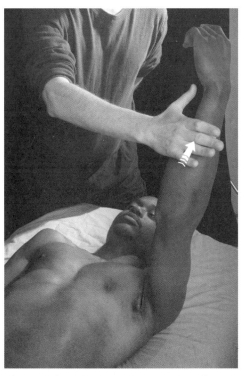

前锯肌上部肌束——受试者肩关节屈曲90°并轻度外展，肘关节伸直，测试者将手放在受试者手腕上方对抗向下方的运动。

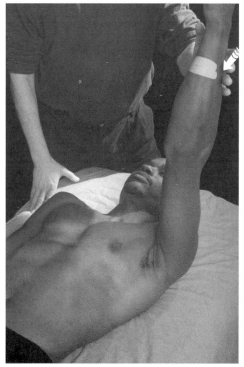

前锯肌下部肌束——受试者肩关节屈曲90°并轻度外展，肘关节伸直，测试者将手放在受试者手腕上方对抗向头部的运动。

肱二头肌长头

仰卧位和俯卧位

附着：肩胛骨盂上结节和桡骨粗隆。

功能：使前臂旋后，肩关节屈曲、外展。

> **核心：**胸椎。
>
> **拮抗肌：**肱三头肌、旋前圆肌、肩关节内收肌。
>
> **协同肌：**三角肌前束、三角肌中束、胸大肌、冈上肌、旋后肌。

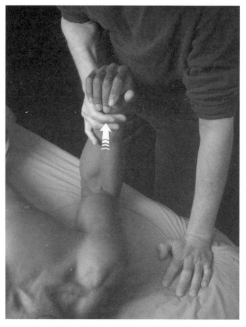

受试者肩关节外展45°，测试者在其手腕处对抗肘关节屈曲运动。

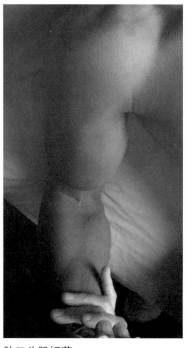

肱二头肌细节

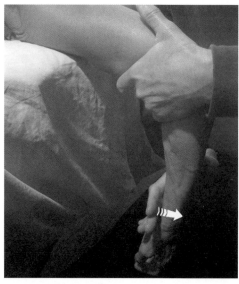

受试者肘关节屈曲90°，测试者一只手抓住受试者肘关节上方的前臂，另一只手放在受试者腕关节处对抗手向肩部的运动。

肱二头肌短头

仰卧位

附着：肩胛骨喙突和桡骨粗隆。

功能：肘关节屈曲，前臂旋后，肩关节屈曲、内收。

核心：胸椎。

拮抗肌：肱三头肌、肩关节伸肌、肩关节外展肌、旋前圆肌。

协同肌：喙肱肌、胸大肌、胸小肌、三角肌前束、旋后肌。

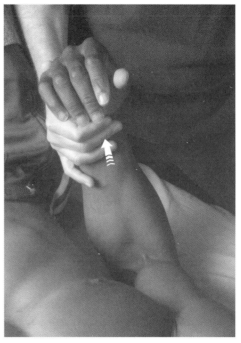

受试者肩关节内收，肘关节屈曲90°。测试者在其腕部对抗肘关节屈曲运动。

肱肌

仰卧位

附着：肱骨干下部前面、尺骨粗隆、尺骨冠突。

功能：屈曲肘关节。

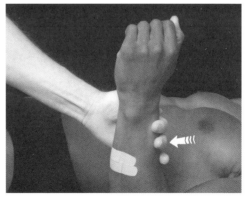

受试者肩关节外展，肘关节屈曲90°，拇指朝向头部。测试者在受试者腕部对抗肘关节屈曲运动。

肱三头肌长头

仰卧位和俯卧位

附着： 肩胛骨盂下结节和尺骨鹰嘴。

功能： 伸展肩关节和肘关节。

> **核心：** 胸椎。
> **拮抗肌：** 肩关节屈肌、肘关节屈肌。
> **协同肌：** 肩关节伸肌、肘关节伸肌。

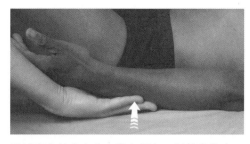

受试者肩关节内收，掌心朝上，肘关节伸直。测试者将手放在受试者手腕下方，对抗受试者手的伸展运动。

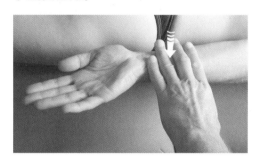

受试者手臂在体侧伸直，轻轻抬离床面。测试者将手放在受试者腕关节上方，对抗向上的运动。

肱三头肌内侧头

仰卧位

附着： 肱骨后部和尺骨鹰嘴。

功能： 伸展肘关节。

> **核心：** 胸椎。
> **拮抗肌：** 肱二头肌、肱肌。
> **协同肌：** 三角肌后束、背阔肌、小圆肌、冈下肌。

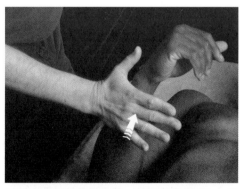

受试者肩关节轻度外展，肘关节屈曲90°。测试者将手放在受试者腕关节上方，对抗肘关节伸展运动。

肱三头肌外侧头

仰卧位和俯卧位

附着： 肱骨后部和尺骨鹰嘴。

功能： 伸展肘关节。

核心： 胸椎。

拮抗肌： 肱二头肌长头、肱肌。

协同肌： 三角肌后束、背阔肌、小圆肌、冈下肌。

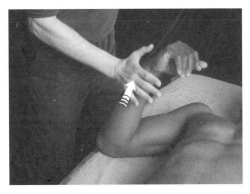

受试者肩关节外展，肘关节屈曲90°。测试者的手放在受试者腕关节上方，对抗肘关节伸展运动。

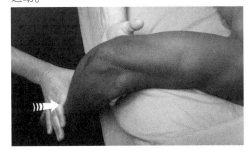

肱桡肌

附着： 肱骨远端外侧和桡骨茎突。

功能： 前臂中立位时屈曲肘关节。

核心： 胸椎。

拮抗肌： 肱三头肌。

协同肌： 拇长伸肌、桡侧腕伸肌、肱二头肌、肱肌、三角肌前束、斜方肌上部、斜角肌。

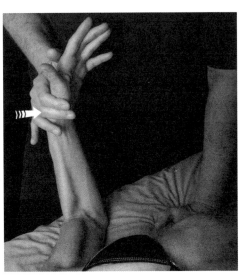

受试者手臂外展45°，肘关节屈曲90°。测试者的手放在受试者拇指根部，对抗肘关节屈曲运动。

肩关节屈曲

核心： 胸椎。
拮抗肌： 肩关节伸肌。
协同肌： 肩关节屈肌。

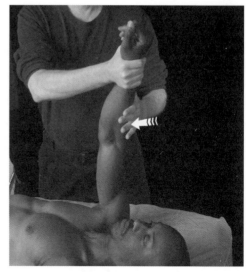

受试者肩关节屈曲90°，肘关节伸直。测试者一只手抓住受试者的腕关节，另一只手放在其肘关节下方，对抗肩关节屈曲运动。

肩关节伸展

核心： 胸椎。
拮抗肌： 肩关节屈肌。
协同肌： 肩关节伸肌。

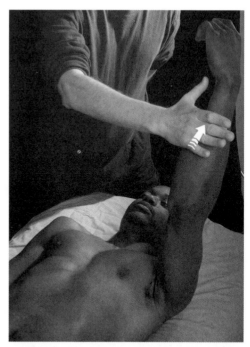

受试者肩关节屈曲90°，肘关节伸直。测试者的手放在受试者腕关节上方，对抗肩关节伸展运动。

肩关节外展

核心：胸椎。

拮抗肌：肩关节内收肌。

协同肌：肩关节外展肌。

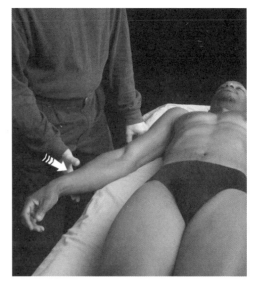

受试者肩关节外展20°~30°，测试者将手放在受试者腕关节上方，对抗肩关节外展运动。

肩关节内收

核心：胸椎。

拮抗肌：肩关节外展肌。

协同肌：肩关节内收肌。

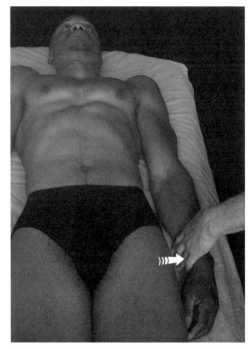

受试者手臂伸直，肘关节伸直。测试者将手放在受试者腕关节上方，对抗肩关节内收运动。

肩关节水平内收

核心： 胸椎。

拮抗肌： 肩关节水平外展肌。

协同肌： 肩关节水平内收肌。

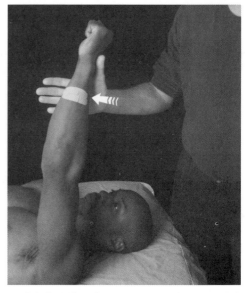

受试者肩关节屈曲90°，肘关节伸直。测试者将手放在受试者腕关节上方，对抗肩关节水平内收运动。

肩关节水平外展

核心： 胸椎。

拮抗肌： 肩关节水平内收肌。

协同肌： 肩关节水平外展肌。

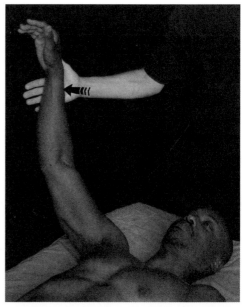

受试者肩关节屈曲90°，肘关节伸直。测试者将手放在受试者腕关节上方，对抗肩关节水平外展运动。

旋前圆肌

附着： 肱骨内上髁和桡骨外侧中段。

功能： 前臂旋前。

核心： 胸椎。

拮抗肌： 旋后肌、肱二头肌。

协同肌： 旋前方肌、肩关节内旋肌。

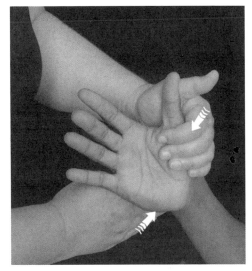

受试者肘关节屈曲。测试者一只手抓住受试者拇指，另一只手的手背对着受试者手背，双手同时对抗受试者前臂旋前运动。

旋后肌

附着： 肱骨外上髁和桡骨近端外侧 1/3 处。

功能： 前臂旋后。

核心： 胸椎。

拮抗肌： 旋前圆肌。

协同肌： 旋后肌、肱二头肌、肩关节外旋肌。

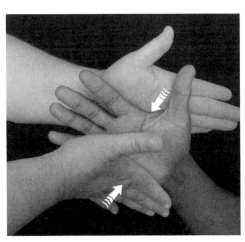

受试者肘关节屈曲，测试者一只手放在受试者拇指和示指之间，另一只手放在其手掌小鱼际处，两只手同时对抗受试者前臂旋后运动。这也是肱二头肌的旋后运动测试，在快而强的对抗时，肱二头肌为主动肌。

桡侧腕屈肌

附着：肱骨内上髁和第2、第3掌骨底。

功能：屈曲、外展腕关节（桡偏）。

> **核心：**胸椎。
> **拮抗肌：**桡侧腕伸肌（屈曲时）、腕关节内收肌。
> **协同肌：**尺侧腕屈肌、指屈肌（浅和深）、肱肌、肱二头肌、喙肱肌、三角肌前束、斜方肌上部、斜角肌、桡侧腕伸肌（外展时）。

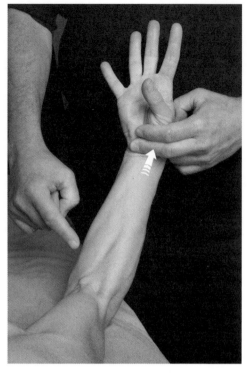

受试者腕关节屈曲45°，测试者将示指和中指放在受试者腕关节掌侧、拇指根部，对抗腕关节屈曲运动。

桡侧腕长伸肌

附着： 肱骨外上髁嵴、肱骨外上髁和第2掌骨底。

功能： 伸展、外展腕关节（桡偏）。

核心： 胸椎。

拮抗肌： 桡侧腕屈肌（伸展时）、腕关节内收肌。

协同肌： 尺侧腕伸肌、指伸肌、肱桡肌、肱三头肌、三角肌后束、斜方肌上部、肩胛提肌、斜角肌、桡侧腕屈肌（外展时）。

桡侧腕短伸肌

附着： 肱骨外上髁（伸肌总腱）、第3掌骨底。

功能： 伸展腕关节。

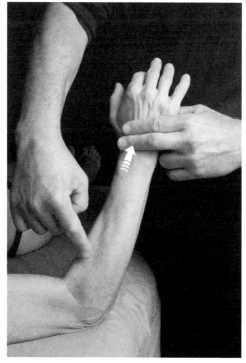

受试者腕关节伸展45°，测试者将手放在受试者腕关节外侧平对拇指根部处，对抗腕关节伸展运动。

尺侧腕屈肌

附着：肱骨小头——肱骨内上髁、豌豆骨、钩骨和第 5 掌骨底。

尺骨头——尺骨后缘近端、尺骨鹰嘴和豌豆骨、钩骨、第 5 掌骨底。

功能：屈曲、内收腕关节（尺偏）。

核心：胸椎。

拮抗肌：桡侧腕伸肌（屈曲时）、腕关节外展肌。

协同肌：桡侧腕屈肌、指屈肌（浅和深）、肱肌、肱二头肌、喙肱肌、三角肌前束、斜方肌上部、斜角肌、尺侧腕伸肌（内收时）。

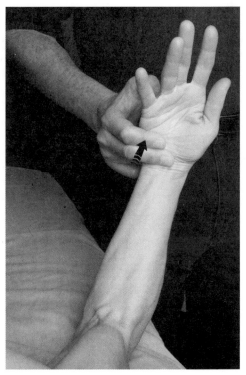

受试者腕关节屈曲45°，测试者将示指和中指放在受试者腕关节内侧，对抗腕关节屈曲运动。

尺侧腕伸肌

附着：肱骨外上髁（伸肌总腱）、第5掌骨底。

功能：伸展、内收腕关节（尺偏）。

核心：胸椎。

拮抗肌：尺侧腕屈肌（屈曲时）、腕关节外展肌。

协同肌：桡侧腕伸肌、指伸肌、肱桡肌、肱三头肌、三角肌后束、肩胛提肌、斜方肌上部、斜角肌、尺侧腕屈肌（内收时）。

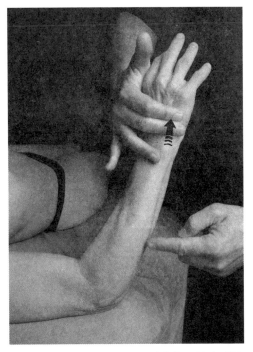

受试者腕关节伸展45°，测试者将手放在受试者腕关节下方与小指对齐，对抗腕关节伸展运动。

腕关节屈曲

核心： 胸椎、颈椎。

拮抗肌： 腕关节伸肌。

协同肌： 桡侧腕屈肌、尺侧腕屈肌、指屈肌（浅和深）、肱肌、肱二头肌、三角肌前束。

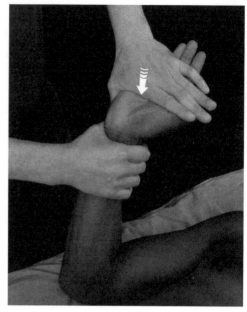

受试者肘关节屈曲90°，腕关节伸展。测试者一只手稳定受试者腕关节，另一只手手掌对着受试者掌心，对抗腕关节屈曲运动。

腕关节伸展

核心： 胸椎、颈椎。

拮抗肌： 腕关节屈肌。

协同肌： 桡侧腕伸肌、尺侧腕伸肌、指伸肌、肱桡肌、肱三头肌、三角肌后束。

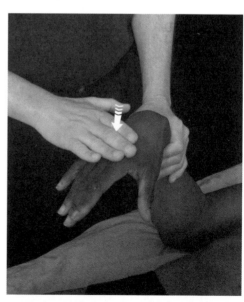

受试者肘关节屈曲90°，腕关节屈曲。测试者一只手稳定受试者腕关节，另一只手放在受试者手背上，对抗腕关节伸展运动。

腕关节外展

核心： 胸椎、颈椎。

拮抗肌： 腕关节内收肌。

协同肌： 桡侧腕屈肌和桡侧腕伸肌、肩关节内收肌。

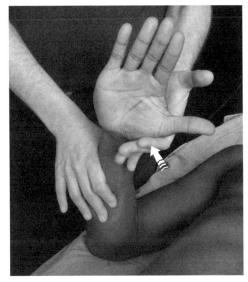

受试者肘关节屈曲90°，腕关节轻度内收。测试者一只手稳定受试者腕关节，另一只手放在受试者拇指下方的手腕处，对抗腕关节外展运动。

腕关节内收

核心： 胸椎、颈椎。

拮抗肌： 腕关节外展肌。

协同肌： 尺侧腕屈肌和尺侧腕伸肌、肩关节外展肌。

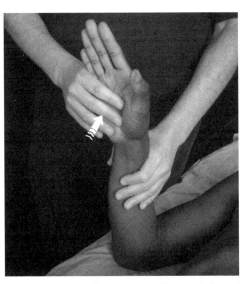

受试者肘关节屈曲90°，腕关节轻度内收。测试者一只手稳定受试者腕关节，另一只手抓住受试者手掌尺侧，对抗腕关节内收运动。

指浅屈肌

附着：肱骨头部——肱骨内上髁和第 2~5 指中节指骨的侧面。

尺侧头——尺骨冠突和第 2~5 指中节指骨的侧面。

桡侧头——桡骨前斜线和第 2~5 指中节指骨的侧面。

功能：屈曲第 2~5 指中节指骨近端指骨间关节；协助腕关节屈曲。

核心：胸椎。

拮抗肌：指伸肌。

协同肌：指深屈肌、桡侧腕屈肌、尺侧腕屈肌、肱肌、肱二头肌、喙肱肌、三角肌前束、斜方肌上部、斜角肌。

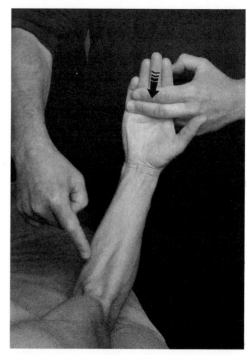

受试者腕关节屈曲45°，测试者示指和中指放在受试者第2~5指近端指骨间关节处，对抗受试者手指屈曲运动。

指深屈肌

附着：尺骨前侧中段、骨间膜和第 2~5 指远节指骨底。

功能：屈曲第 2~5 指远端指骨间关节；协助腕关节屈曲。

核心：胸椎。

拮抗肌：指伸肌。

协同肌：指浅屈肌、桡侧腕屈肌、尺侧腕屈肌、肱肌、肱二头肌、喙肱肌、三角肌前束、斜方肌上部、斜角肌。

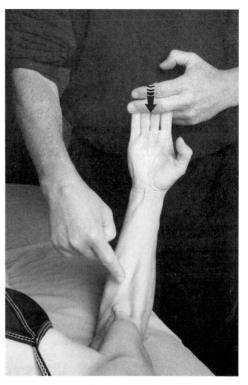

受试者腕关节屈曲45°，测试者将示指和中指放在受试者第2~5指每个远端指骨间关节处，对抗受试者手指屈曲运动。

指伸肌

附着： 肱骨外上髁（伸肌总腱）和第2~5指的指背腱膜。

功能： 在掌指关节近端伸展第2~5指；协助腕关节伸展。

核心： 胸椎。

拮抗肌： 指浅屈肌和指深屈肌。

协同肌： 桡侧腕伸肌和尺侧腕伸肌、肱桡肌、肱三头肌、三角肌后束、肩胛提肌、斜方肌上部、斜角肌。

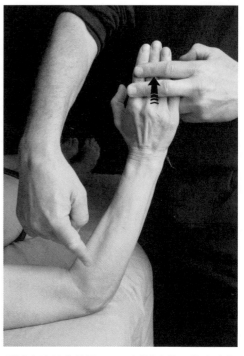

受试者腕关节伸展45°，测试者将示指和中指放在受试者示指至小指背面，对抗受试者手指伸展运动。

拇长屈肌

附着：桡骨前面、骨间膜和拇指远节指骨底。

功能：屈曲拇指远节指骨。

核心：胸椎。

拮抗肌：拇长伸肌。

协同肌：桡侧腕屈肌、肱肌、肱二头肌、三角肌前束、斜方肌上部、斜角肌。

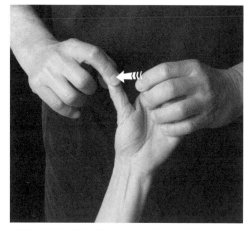

受试者肘关节屈曲90°，手指向手掌屈曲。测试者将示指放在受试者拇指远节指骨前侧，对抗拇指屈曲运动。

拇长伸肌

附着：尺骨后面、骨间膜和拇指远节指骨底。

功能：伸展拇指远节指骨。

核心：胸椎。

拮抗肌：拇长屈肌。

协同肌：桡侧腕伸肌、肱桡肌、肱三头肌、三角肌后束、斜方肌上部、斜角肌。

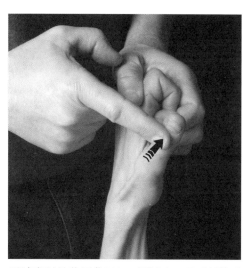

受试者肘关节屈曲90°，测试者一只手抓住受试者四指并向手掌方向屈曲，另一只手示指放在受试者拇指远节指骨后方，对抗拇指伸展运动。

拇短屈肌

附着： 屈肌支持带、腕骨和拇指近节指骨底。

功能： 屈曲拇指近节指骨。

核心：胸椎。

拮抗肌：拇短伸肌。

协同肌：桡侧腕屈肌、肱肌、肱二头肌、三角肌前束、斜方肌上部、斜角肌、拇长屈肌。

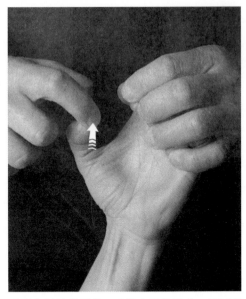

受试者肘关节屈曲，手指向手掌屈曲。测试者将示指放在受试者弯曲的拇指上，对抗拇指屈曲运动。

拇短伸肌

附着：桡骨后面、骨间膜和拇指近节指骨底。

功能：伸展拇指近节指骨。

> **核心：**胸椎。
>
> **拮抗肌：**拇短屈肌。
>
> **协同肌：**桡侧腕伸肌、肱桡肌、肱三头肌、三角肌后束、斜方肌上部、斜角肌、拇长伸肌。

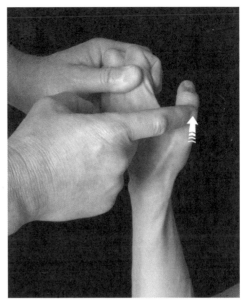

受试者肘关节屈曲90°，第2~5指屈曲至手掌中，拇指屈曲，测试者将示指放在受试者拇指近节指骨后方，对抗拇指伸展运动。

拇收肌

附着：拇收肌横头——第 3 掌骨前面。

拇收肌斜头——第 2 和第 3 掌骨底、头状骨、小多角骨、大多角骨、拇指近节指骨底（内侧）。

功能：在腕掌关节处内收第 1 掌骨。

核心：胸椎。

拮抗肌：拇长展肌、拇短展肌。

协同肌：拇长屈肌、拇短屈肌、拇对掌肌。

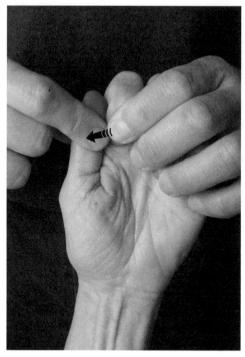

受试者拇指紧贴示指，测试者将其拇指从示指上分开。

拇长展肌

附着: 桡骨、尺骨、骨间膜背面和第 1 掌骨底。

功能: 在腕掌关节处外展第 1 掌骨; 协助腕关节外展。

核心: 胸椎。

拮抗肌: 拇收肌。

协同肌: 拇长伸肌和拇短伸肌、桡侧腕伸肌和尺侧腕伸肌、肱桡肌、肱三头肌、三角肌后束、斜方肌上部、斜角肌。

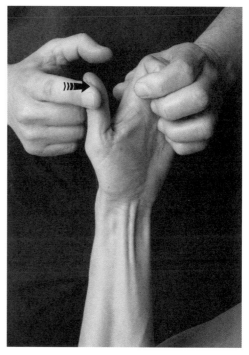

受试者拇指贴着示指,然后稍微分开。测试者将自己的示指放在受试者拇指远节指骨后方,对抗受试者拇指外展运动。

对指运动

拇对掌肌

附着：屈肌支持带、大多角骨和第 1 掌骨外侧。

功能：腕掌关节处拇指对掌运动。

小指对掌肌

附着：屈肌支持带、钩骨和第 5 掌骨尺侧。

功能：在掌指关节处屈曲小指近节指骨。

核心：胸椎。

拮抗肌：拇指伸肌和指伸肌。

协同肌：腕关节屈肌、肱二头肌、三角肌前束、斜方肌、斜角肌、拇对掌肌、指屈肌（浅和深）。

核心：胸椎。

拮抗肌：拇指伸肌和指伸肌。

协同肌：（所有参与抓握的肌肉）、指屈肌（浅和深）、拇长屈肌和拇短屈肌、桡侧腕屈肌和尺侧腕屈肌。

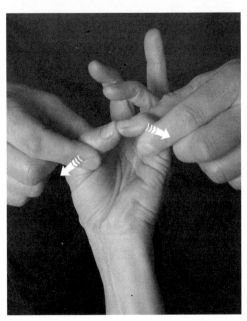

让受试者拇指和小指对指并保持这个姿势，测试者尝试拉开它们。

■ 上肢肌群功能

上提肩胛骨

后部

1. 斜方肌上部
2. 肩胛提肌

下沉肩胛骨

前部和后部

1. 胸小肌
2. 斜方肌下部

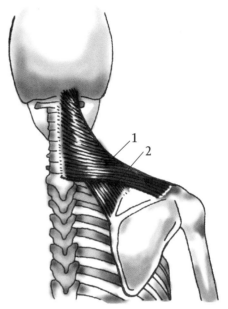

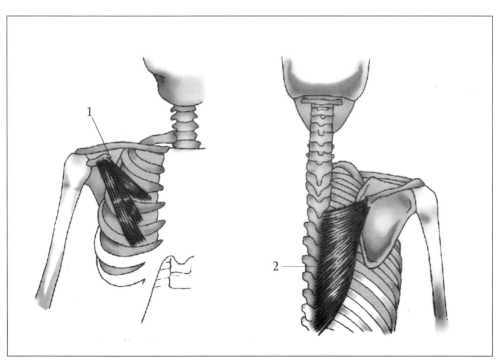

前伸肩胛骨

前部

1. 胸小肌
2. 前锯肌

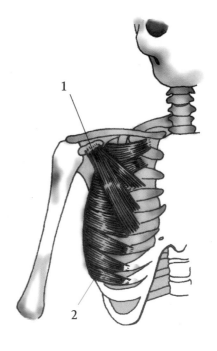

后缩肩胛骨

后部

1. 斜方肌中部
2. 菱形肌

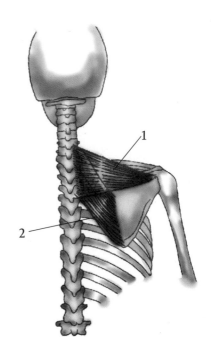

上旋肩胛骨

前部

1. 斜方肌上部
2. 斜方肌下部
3. 前锯肌

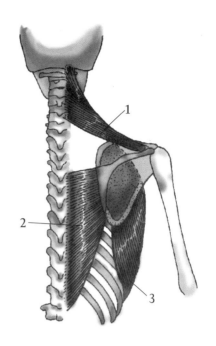

下旋肩胛骨

前部和后部

1. 肩胛提肌
2. 菱形肌
3. 胸小肌

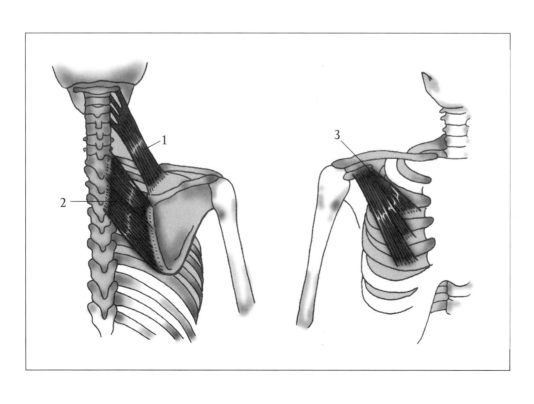

内旋肩关节

前部和后部

1. 三角肌前束

2. 胸大肌

3. 肩胛下肌

4. 大圆肌

5. 背阔肌

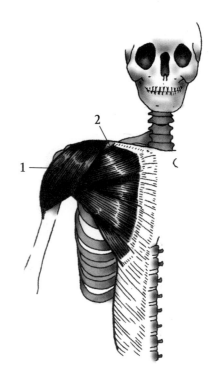

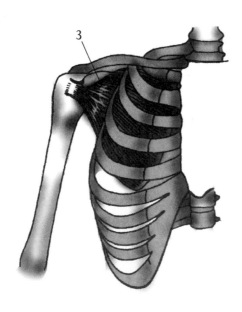

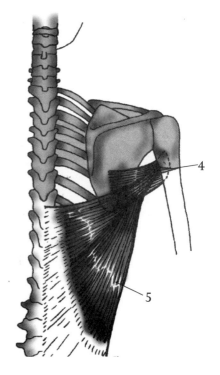

外旋肩关节

后部

1. 冈下肌
2. 小圆肌
3. 三角肌后束

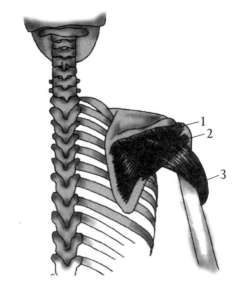

前屈肩关节

前部

1. 三角肌前束
2. 胸大肌（锁骨端）
3. 喙肱肌
4. 肱二头肌（短头）

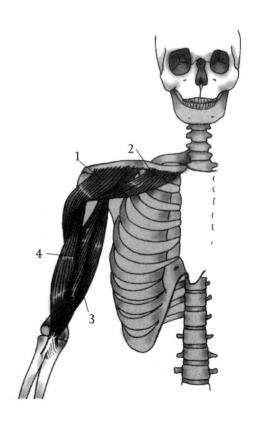

后伸肩关节

前部和后部

1. 背阔肌

2. 大圆肌

3. 三角肌后束

4. 冈下肌

5. 小圆肌

6. 肱三头肌（长头）

7. 胸大肌（胸骨端）

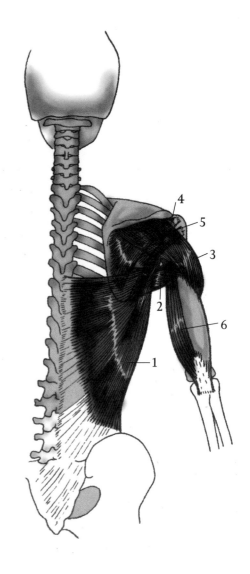

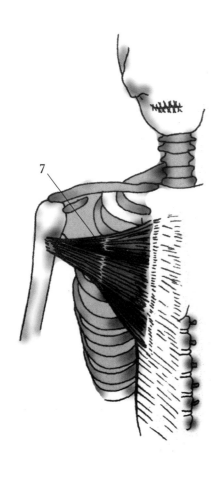

外展肩关节

后部
1. 冈上肌
2. 三角肌中束

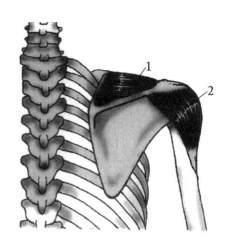

内收肩关节

前部和后部
1. 胸肌
2. 喙肱肌
3. 背阔肌
4. 大圆肌
5. 肩胛下肌

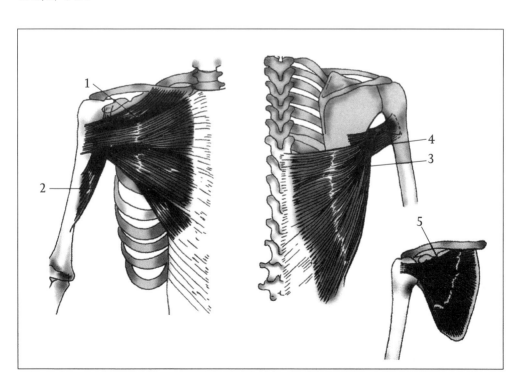

水平外展肩关节

后部

1. 三角肌后束

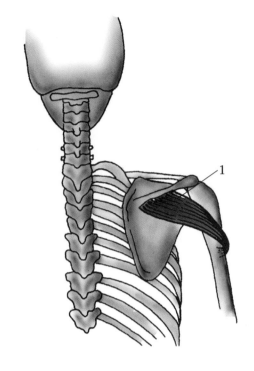

水平内收肩关节

前部

1. 三角肌前束
2. 胸大肌

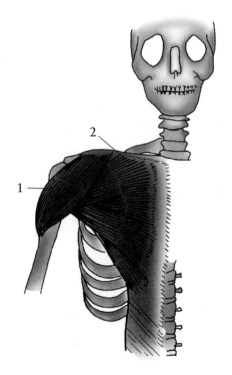

屈曲肘关节

前部

1. 肱二头肌

2. 肱肌

3. 肱桡肌

4. 旋前圆肌

伸展肘关节

后部

1. 肱三头肌

2. 肘肌

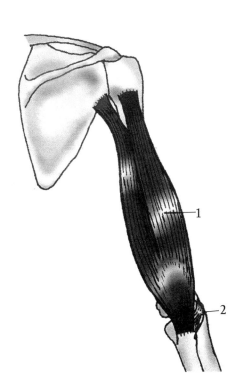

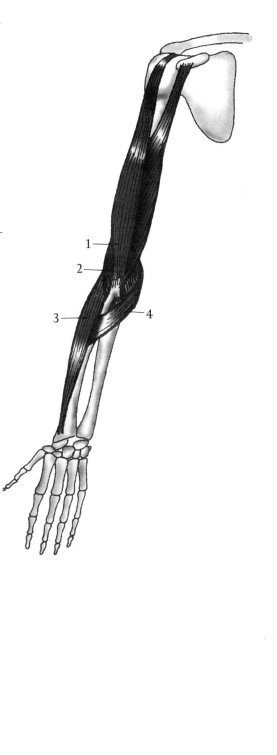

前臂旋后

前部

1. 肱二头肌

2. 旋后肌

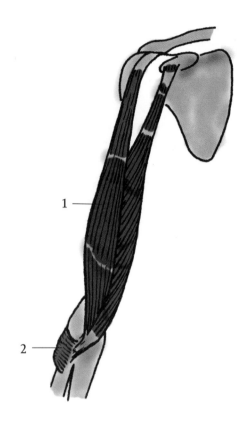

前臂旋前

后部

1. 旋前圆肌

2. 旋前方肌

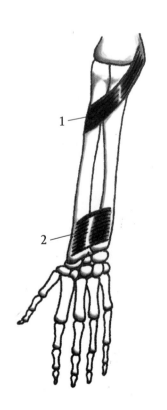

屈曲腕关节

前部

1. 桡侧腕屈肌
2. 尺侧腕屈肌
3. 掌长肌

伸展腕关节

后部

1. 桡侧腕长伸肌
2. 桡侧腕短伸肌
3. 尺侧腕伸肌

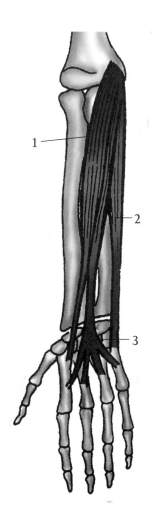

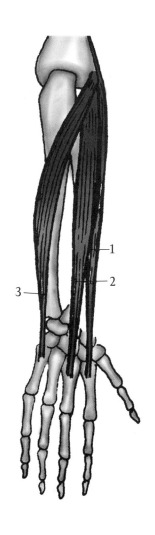

外展腕关节

1. 桡侧腕屈肌
2. 桡侧腕长伸肌

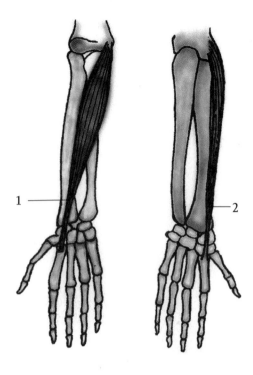

内收腕关节

1. 尺侧腕伸肌
2. 尺侧腕屈肌

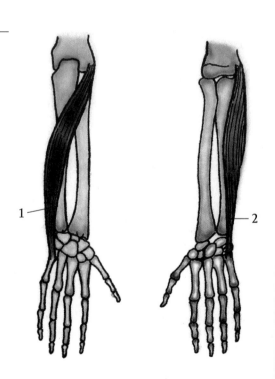

外展拇指和其他四指

后部

拇指——腕掌关节

1.拇长展肌

2.拇短展肌

其他四指——掌指关节

3.第2、3、4指背侧骨间肌

4.小指展肌

内收拇指和其他四指

前部

拇指——腕掌关节

5.拇收肌

其他四指——掌指关节

6.第2、3、4、5指掌侧骨间肌

7.中指背侧骨间肌（后视图）

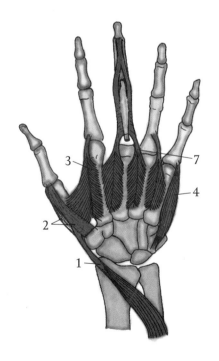

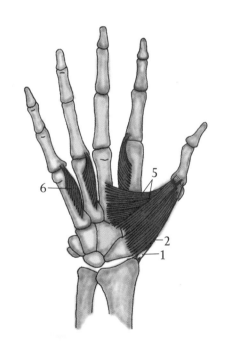

伸展拇指和其他四指

后部

拇指——掌指关节

1. 拇短伸肌

拇指——指骨间关节

2. 拇长伸肌

其他四指——掌指关节

3. 指伸肌

4. 示指伸肌

5. 小指伸肌

远端指骨间关节和近端指骨间关节

6. 骨间背侧肌

屈曲拇指和其他四指

前部

拇指——掌指关节

7. 拇长屈肌

8. 拇短屈肌

小指短屈肌（未显示）

9. 骨间掌侧肌

远端指骨间关节

10. 蚓状肌

11. 指深屈肌

近端指骨间关节

12. 指浅屈肌

拇指对指

13. 拇对掌肌

小指对指

14. 小指对掌肌

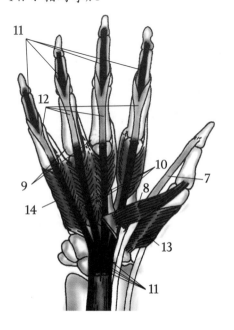

第三章　躯干

腹直肌

附着： 第 5~7 肋软骨和耻骨前面。

功能： 屈曲躯干。

核心： 腰椎。

拮抗肌： 腰竖脊肌、臀大肌（双侧）、腰方肌（双侧）。

协同肌： 胸大肌、颈屈肌、膈肌。

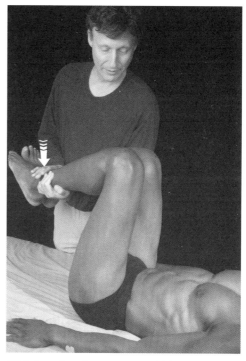

受试者双膝屈曲 80°，双腿并拢。测试者一只手放在受试者踝关节上方，另一只手放在受试者小腿下方以提供支撑。受试者有下腰痛时不要做这个测试。

注意： 将肚脐收向脊柱测试腹横肌。

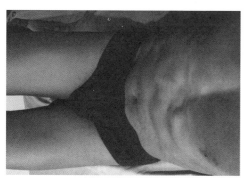

腹直肌细节

躯干旋转

参与肌肉：同侧躯干回旋肌，腹内斜肌和对侧腹外斜肌。

核心：胸椎。

拮抗肌：对侧回旋肌。

协同肌：胸大肌、胸回旋肌和腰回旋肌。

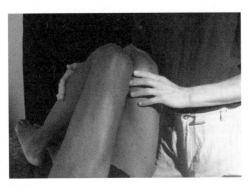

体位

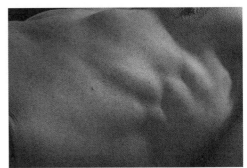

腹斜肌细节

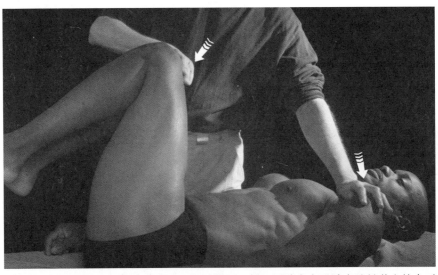

受试者屈膝仰卧位，双脚抬离床面，把腿摆到一侧。测试者在受试者膝关节上施力对抗，同时在对角线方向瞄准对侧卷起的肩膀施力对抗。

腹斜肌

侧卧位、站立位

作用：测试腹内、外斜肌侧屈功能。

核心：胸椎。

拮抗肌：对侧侧屈肌。

协同肌：腓骨肌、阔筋膜张肌、臀中肌、臀小肌、腰方肌。

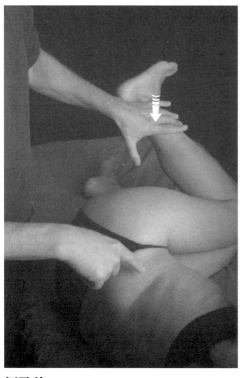

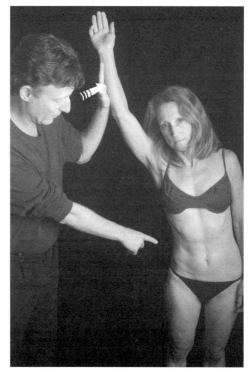

侧卧位

受试者侧卧位，双膝屈曲，抬起上方的腿，让受试者保持膝关节并拢，测试者将手放在受试者的脚踝上方，对抗脚踝向上的运动。

站立位

对抗受试者前臂侧弯。如果一个人向一侧倾斜，可以使用这个测试，纠正对侧腹斜肌。

腹外斜肌

附着： 下8根肋骨（第5~12肋）、白线、耻骨、髂前上棘。

功能： 双侧收缩——屈曲躯干，增加腹压。

单侧收缩——躯干侧屈，躯干向对侧旋转。

核心： 胸椎、腰椎。

拮抗肌： 下腰部肌肉、同侧腹内斜肌（旋转）、对侧腹斜肌（侧屈）。

协同肌： 对侧腹外斜肌（旋转）、同侧腹内斜肌（侧屈）、其他腹肌（屈曲）。

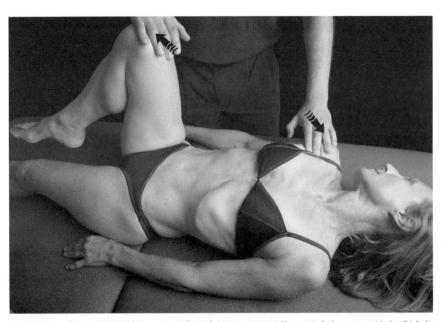

受试者将一侧肩膀轻微抬起，同时将同侧腿置于屈膝位。测试者一只手放在受试者抬起的肩膀上，另一只手放在该侧膝关节处，对抗膝关节向肩膀的运动。

腹内斜肌

附着：腹股沟韧带、髂前上棘、胸腰筋膜、第9~12肋的肋软骨（第9~12肋）、腹肌腱膜、白线。

功能：双侧收缩——屈曲躯干，增加腹压。

　　单侧收缩——躯干侧屈，躯干向同侧旋转。

核心：胸椎、腰椎。

拮抗肌：下腰部肌肉，同侧腹外斜肌（旋转）、对侧腹斜肌（侧弯）。

协同肌：对侧腹外斜肌（旋转）、同侧腹内斜肌（侧弯）、其他腹肌（屈曲）。

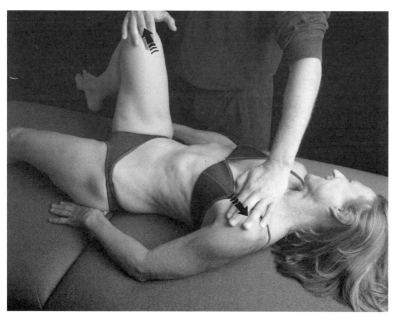

受试者将一侧肩膀轻微抬起，同时将对侧腿置于屈膝位。测试者一只手放在受试者抬起的肩膀上，另一只手放在对侧膝关节处，对抗膝关节向肩膀的运动。

腹横肌

附着： 腹股沟韧带、髂嵴、胸腰筋膜、第7~12肋软骨、腹肌腱膜、白线、耻骨。

功能： 屈曲躯干。

核心： 腰椎。

拮抗肌： 腰竖脊肌、臀大肌（双侧）、腰方肌（双侧）。

协同肌： 膈肌、胸大肌、颈屈肌。

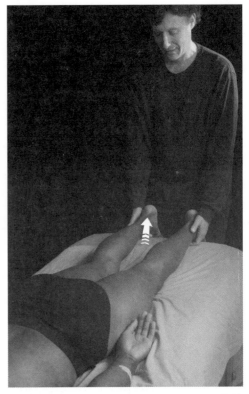

将受试者的腿从床上提起（测试者双手放在他的脚踝上方），同时嘱其将肚脐收向腰椎，将腿压向床面。

注意：不将肚脐收向脊柱，可以测试腹直肌。

腰方肌

仰卧位和俯卧位

附着： 髂后上棘、第 12 肋、第 1~4 腰椎横突。

功能： 抬臀和躯干侧屈；双侧收缩可使腰椎伸展。

核心： 腰椎。

拮抗肌： 腰大肌、对侧腰方肌、对侧腹斜肌。

协同肌： 臀中肌和臀小肌（提臀）、腓骨肌、阔筋膜张肌、腰竖脊肌、同侧腹斜肌、斜方肌上部。

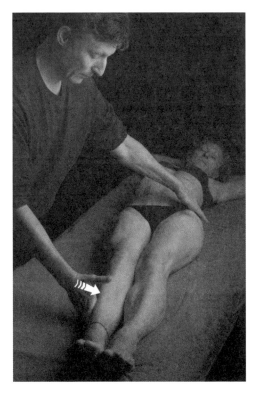

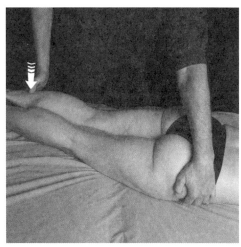

受试者双腿伸直并拢，向两侧外展（俯卧位，内收）。测试者将一只手放在受试者对侧臀部以固定，另一只手放在其腿上离脚踝最近的部位，对抗两条腿朝向自己的运动。

腰大肌

仰卧位和俯卧位

附着： 第 12 胸椎、第 1~5 腰椎、股骨小转子。

功能： 髋关节前屈或下肢固定时躯干前屈。

> **核心：** 腰椎、胸椎。
>
> **拮抗肌：** 腰方肌、腰竖脊肌、臀大肌、腘绳肌。
>
> **协同肌：** 髋屈肌、腹肌、膈肌、斜角肌、颈屈肌。

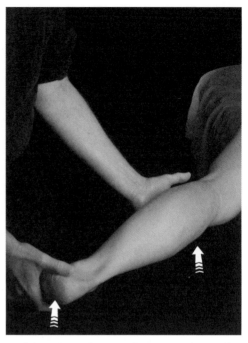

受试者腿伸直，髋关节外旋，小腿从床上伸出，腿外展 45°。测试者一只手放在受试者膝关节下，另一只手放在其脚下，对抗向下的运动。

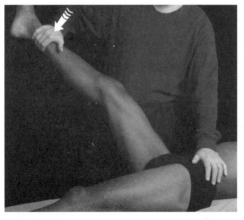

受试者单腿外展，屈曲 45°，外旋。测试者一只手稳定受试者对侧的髋部，另一只手放在其脚踝上方，对抗内收和屈曲运动。如有必要，用自己的腿支撑受试者的腿。

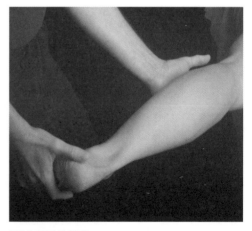

测试者手的摆位

髂肌

仰卧位和俯卧位

附着：髂窝、股骨小转子。

功能：髋关节前屈或下肢固定时躯干前屈。

> **核心：**腰椎。
> **拮抗肌：**腰方肌、臀大肌、腰竖脊肌、腘绳肌。
> **协同肌：**髋屈肌、腹肌、膈肌、斜角肌、颈屈肌。

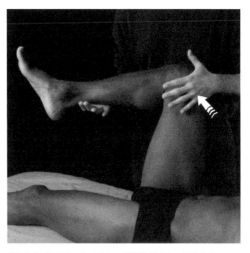

受试者单腿屈膝 90°，腿稍外展。测试者一只手放在受试者脚踝下支撑小腿，另一只手放在膝关节内侧。受试者膝关节对准同侧肋骨外侧。测试者在膝关节处施力对抗。

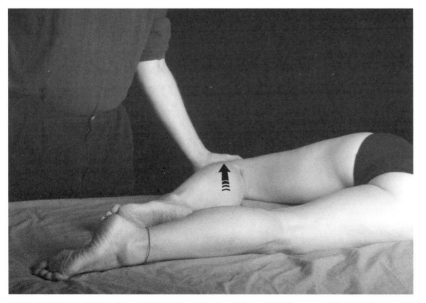

受试者单腿屈膝并内旋。测试者将手放在受试者膝关节下，对抗膝关节向下的运动。

胸椎旋转

核心：胸椎。

拮抗肌：对侧回旋肌。

协同肌：颈回旋肌和腰回旋肌。

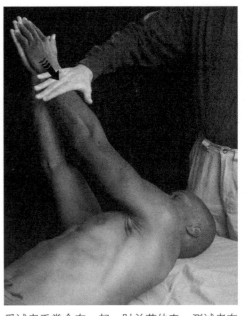

受试者手掌合在一起，肘关节伸直。测试者在其内侧手腕处施力对抗。

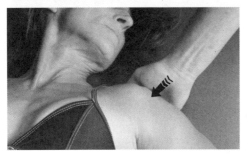

受试者头部转向一侧，同时将头部和同侧肩膀压向床面。测试者把手放在受试者肩膀下，对抗肩膀向下的运动。

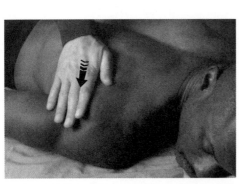

受试者头部转向一侧，同时将头部和同侧肩膀压向床面。测试者把手放在受试者肩膀上，对抗肩膀向上的运动。

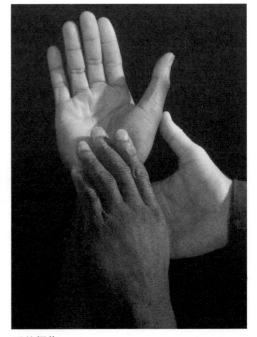

手的摆位

腰椎旋转

仰卧位和俯卧位

右旋

核心：腰椎。

拮抗肌：对侧腰椎回旋肌。

协同肌：对侧胸回旋肌、同侧颈回旋肌。

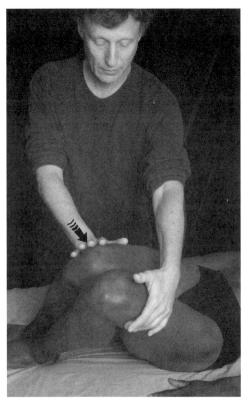

左旋

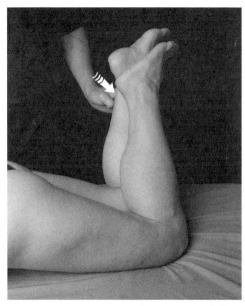

受试者屈膝 90°，双腿并拢，双膝轻轻地摆向对侧。测试者一只手托住对侧膝关节，另一只手放在受试者同侧膝关节处，对抗朝向自己的运动。

注意：左旋时体位相反。

受试者屈膝 90°，双腿并拢，双腿轻微右旋。测试者把手放在靠近自己侧受试者的脚踝处，对抗侧向运动。

注意：右旋时体位相反。

腰椎伸展

仰卧位和俯卧位

核心：腰椎。

拮抗肌：腹肌、髋屈肌。

协同肌：腓肠肌、腘绳肌、臀大肌、腰竖脊肌、腰方肌、胸竖脊肌和颈竖脊肌。

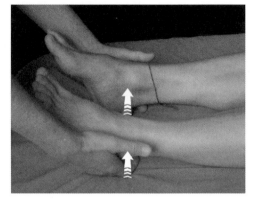

受试者将腿压向床面，测试者双手放在受试者踝关节下方，对抗向下的运动。这测试了腰竖脊肌和横突棘肌。

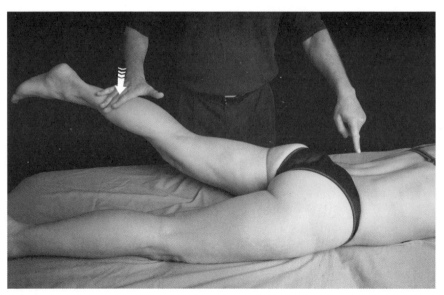

受试者单腿伸直，抬离床面。测试者一只手固定受试者的髋部，另一只手放在受试者小腿上，对抗向上的运动。

躯干肌群功能

躯干屈肌

1. 腹直肌
2. 腹外斜肌
3. 腹内斜肌
4. 腹横肌

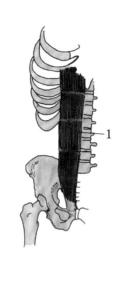

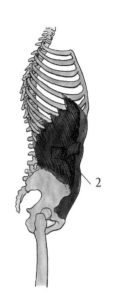

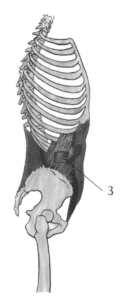

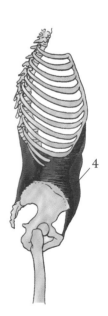

躯干伸肌

竖脊肌

1. 髂肋肌：A. 颈髂肋肌；B. 胸髂肋肌；C. 腰髂肋肌
2. 最长肌：D. 头最长肌；E. 颈最长肌；F. 胸最长肌
3. 棘肌：G. 头棘肌；H. 颈棘肌；I. 胸棘肌
4. 半棘肌：J. 头半棘肌；K. 颈半棘肌

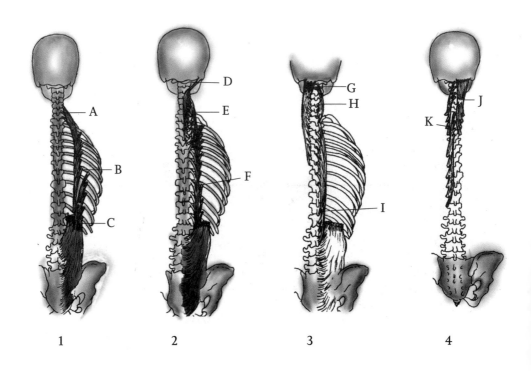

1　　　　　2　　　　　3　　　　　4

侧屈肌群

1. 腰方肌
2. 腹外斜肌
3. 腹内斜肌

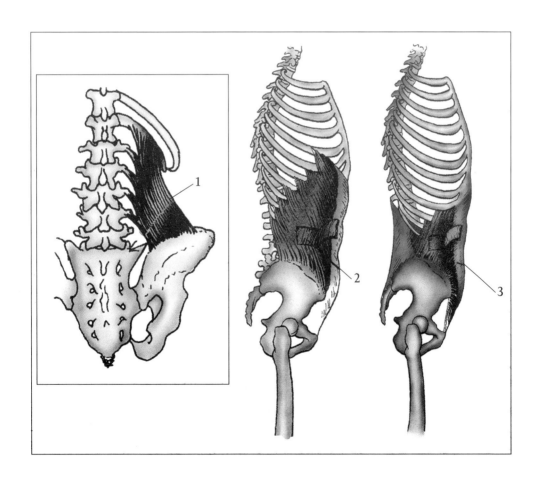

躯干旋转肌

1. 腹外斜肌
2. 腹内斜肌
3. 多裂肌
4. 回旋肌

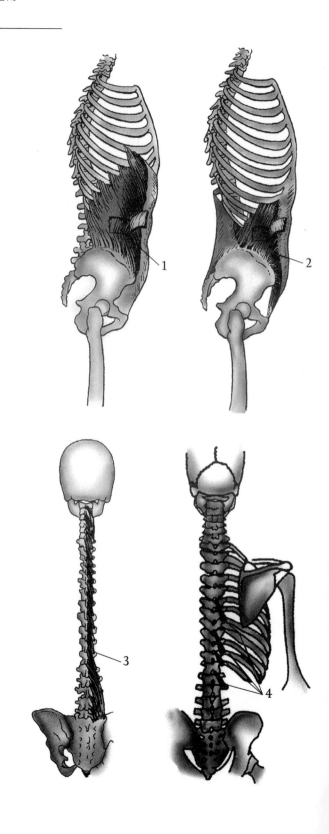

第四章　下肢

屈髋

仰卧位与俯卧位

核心：腰椎。
拮抗肌：髋伸肌、腰方肌、腰竖脊肌。
协同肌：髋屈肌、膈肌、颈屈肌。

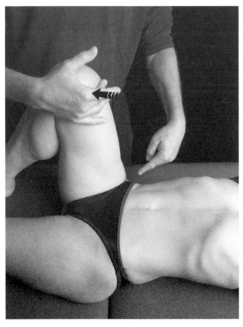

受试者仰卧位，单腿屈膝，脚稍微离开床面。测试者把手放在受试者膝关节上方给予阻止屈髋的力。

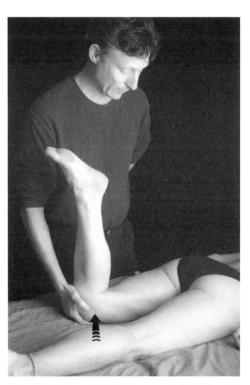

受试者俯卧位，单腿屈膝 90°。测试者将手放在受试者膝关节下方，给予阻止屈髋的力。

伸髋

仰卧位与俯卧位

测试臀大肌与腰骶区域。

核心：腰椎。

拮抗肌：髋屈肌。

协同肌：腓肠肌、腘肌、腘绳肌、臀大肌、腰竖脊肌、颈伸肌。

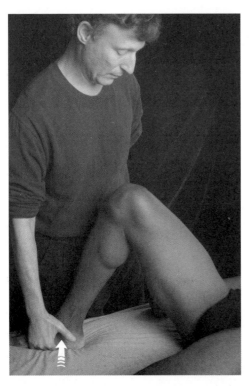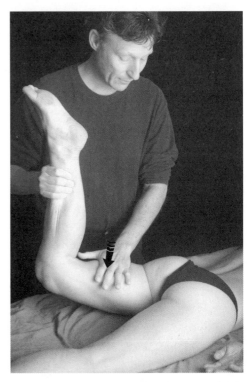

受试者单腿屈膝、稍外展，脚趾朝外。测试者将手放在受试者脚下，对抗伸髋运动。

受试者屈膝 90°，大腿稍微抬离床面。测试者一只手放在受试者腘绳肌上对抗伸髋，另一只手抓住其脚踝前方，给予小腿支撑。

注意：下背痛的患者不要做这个测试。

臀大肌

仰卧位与俯卧位

附着：骶骨背面、髂骨和髂胫束。

功能：伸髋。

核心：腰椎。

拮抗肌：髋屈肌。

协同肌：腓肠肌、腘肌、腘绳肌、腰竖脊肌、颈伸肌。

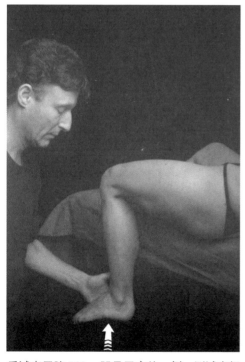

受试者屈膝90°，腿悬于床的一侧。测试者把手放在受试者的脚下方，对抗脚向下的运动。

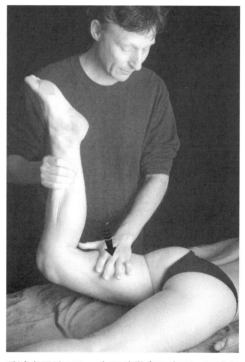

受试者屈膝90°，大腿稍微离开床面。测试者一只手放在受试者腘绳肌上方对抗其向上的运动，另一只手抓在其脚踝的前方支撑小腿。

注意：下背痛患者不要做此测试。

臀中肌

仰卧位与俯卧位

附着：髂骨翼和股骨大转子。

功能：外展、内旋（前部肌束）髋关节。

核心：*腰椎。*

拮抗肌：*髋内收肌、髋外旋肌。*

协同肌：*腓骨肌、阔筋膜张肌、臀小肌和臀大肌、腰方肌、腹斜肌、颈侧屈肌。*

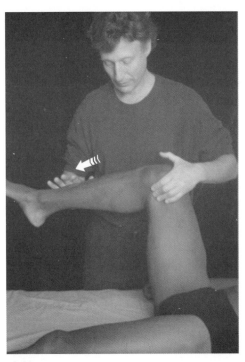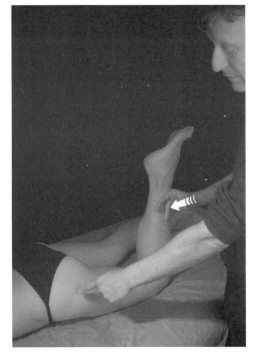

内旋

受试者单腿屈膝 90°。测试者一只手放在受试者脚踝外侧，对抗其向外的力，另一只手放在膝关节内侧稳定膝关节。

臀中肌

（接上页）

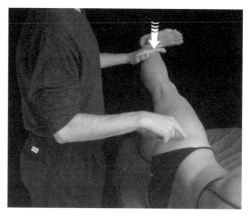

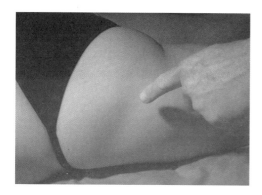

侧卧细节

受试者侧卧，髋关节和膝关节伸直，髋关节外展 30°。测试者手放在脚踝上，对抗向上的运动。

核心： 腰椎。

拮抗肌： 髋内收肌与髋外旋肌。

协同肌： 臀大肌、臀中肌、阔筋膜张肌、腰方肌、梨状肌、股二头肌。

臀小肌

侧卧位

附着： 髂骨翼外面和股骨大转子前面。

功能： 髋外展与内旋。

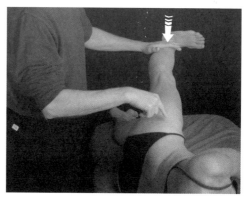

受试者腿伸直，屈髋15°。测试者一只手放在受试者脚踝上，对抗向上的运动。

注意： 俯卧位与仰卧位的测试方法跟臀中肌一样。

阔筋膜张肌

仰卧位、侧卧位、俯卧位

附着：髂前上棘，经髂胫束到胫骨外侧髁。

功能：髋外展、内旋，屈髋，伸膝，强化膝侧向运动。

核心：腰椎。

拮抗肌：髋伸肌、髋外旋肌与髋内收肌、屈膝肌。

协同肌：腓骨肌、股外侧肌、臀中肌与臀小肌、腰方肌、腹斜肌、颈侧屈肌。

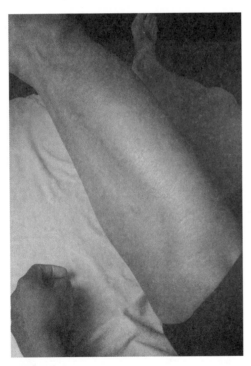

阔筋膜张肌细节

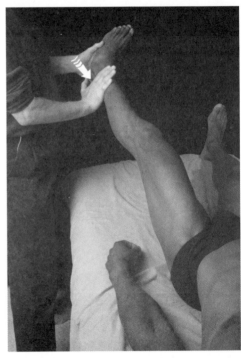

受试者膝关节伸直，髋关节轻微外展并屈曲30°，脚尖朝向内侧。测试者一只手托住受试者的脚，另一只手放在其脚踝上方，对抗向上向外的运动。

阔筋膜张肌

（接上页）

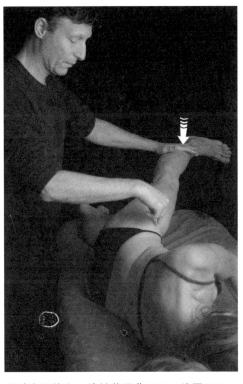

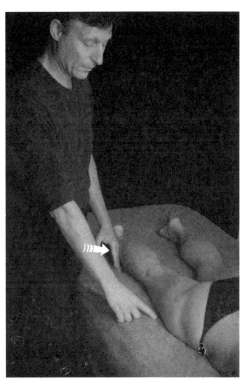

受试者腿伸直，髋关节屈曲30°、外展30°。测试者手放在受试者脚踝上方，对抗向上的运动。

受试者膝关节伸直，测试者一手放在其脚踝外侧，对抗外展运动。

梨状肌

仰卧位与俯卧位

附着： 骶骨前侧和股骨大转子。

功能： 髋外旋。

核心： 腰椎。

拮抗肌： 髋内旋肌。

协同肌： 臀大肌、臀中肌、上孖肌、下孖肌、闭孔内肌、闭孔外肌、股四头肌、腰方肌、腘绳肌。

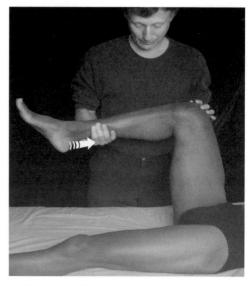

受试者单腿屈膝 90°，测试者一只手放在受试者脚踝的内侧，另一只手放在其膝关节外侧，对抗脚踝向内的运动。

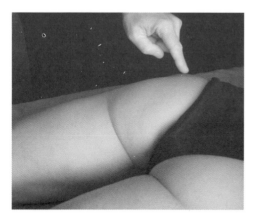

梨状肌细节

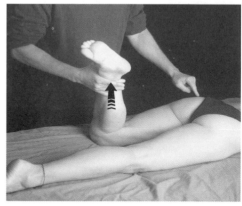

受试者单腿屈膝 90°，测试者一只手放在受试者脚踝的内侧，对抗脚踝向内的运动。

闭孔内肌

仰卧位与俯卧位

附着：梨状肌下方的坐骨和股骨大转子。

功能：髋外旋；固定髋关节。

核心：腰椎。

拮抗肌：髋内旋肌。

协同肌：髋外旋肌、臀大肌、臀中肌、臀小肌、腰方肌。

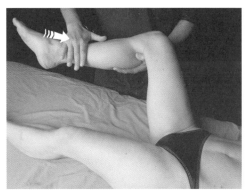

受试者屈膝 90°，髋关节稍微外展。测试者一只手放在受试者膝关节外侧给予支撑，另一只手放在脚踝内侧上方对抗向上向内的运动。

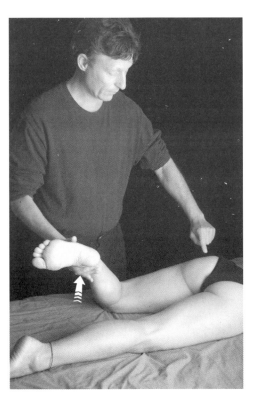

受试者膝关节屈曲、外旋，足底偏向对侧小腿中部。测试者一只手放在受试者脚踝的内侧，对抗向内向下的运动。

闭孔外肌

仰卧位与俯卧位

附着：坐骨、闭孔和闭孔内肌下方的股骨大转子。

功能：髋外旋；固定髋关节。

> **核心**：腰椎。
>
> **拮抗肌**：髋内旋肌。
>
> **协同肌**：髋外旋肌、臀大肌、臀中肌、臀小肌、腰方肌。

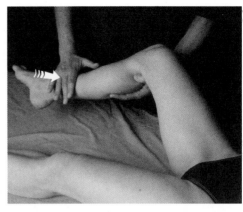

受试者屈膝 90°，髋关节外展 45°。测试者一只手放在受试者膝关节外侧给予支撑，另一只手放在其脚踝内侧，对抗向上向内的运动。

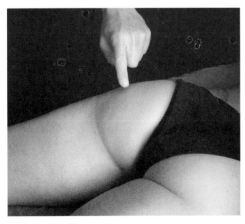

闭孔外肌细节

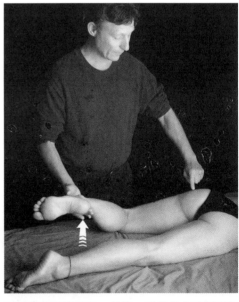

受试者膝关节屈曲、外旋，足底偏向对侧脚的跟腱上方。测试者一只手放在受试者脚踝的内侧，对抗向内向下的运动。

髋内收肌

（髋内收肌有 5 块）

俯卧位

核心：腰椎。

拮抗肌：髋外展肌。

协同肌：髋内收肌、髋屈肌、髋内旋肌。

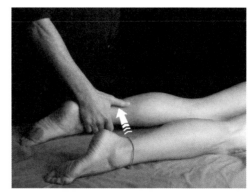

受试者腿伸直，测试者一只手从脚踝内侧上方对抗受试者髋关节内收的运动。

耻骨肌

附着：耻骨前面、股骨小转子下方。

功能：髋关节屈曲、内收、内旋。

核心：腰椎。

拮抗肌：髋伸肌、髋外展肌、髋外旋肌。

协同肌：髋屈肌、髋内收肌、髋内旋肌。

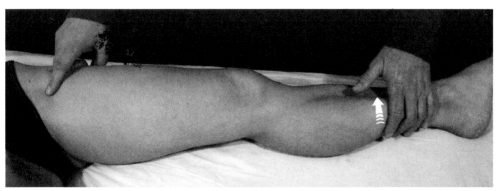

受试者腿伸直，脚外旋。测试者从脚踝上方对抗髋关节内收的运动。

短收肌

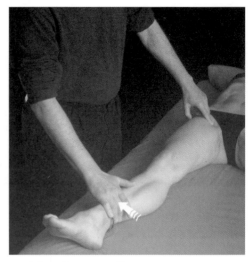

附着： 耻骨前面、股骨（耻骨肌止点的下方）。

功能： 髋关节屈曲、内收、内旋。

核心： 腰椎。

拮抗肌： 髋外展肌、髋外旋肌、伸髋肌。

协同肌： 髋内收肌、髋内旋肌、髋屈肌。

受试者腿伸直，脚外旋45°。测试者从脚踝上方对抗髋关节内收运动。

长收肌

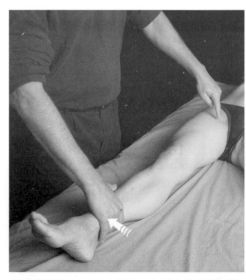

附着： 耻骨前面、股骨（短收肌止点的下方）。

功能： 髋关节屈曲、内收、内旋。

核心： 腰椎。

拮抗肌： 髋外展肌。髋外旋肌、髋伸肌。

协同肌： 髋内收肌。髋内旋肌、髋屈肌。

受试者腿伸直，脚尖朝上，测试者从脚踝上方对抗髋关节内收运动。

大收肌

仰卧位与俯卧位

附着：前侧——耻骨下支、长收肌止点的下方、内收肌结节。

后侧——坐骨结节、坐骨支、内收肌结节。

功能：前侧——髋关节内收、屈曲、内旋。

后侧——髋关节伸展、外旋。

核心：腰椎。

拮抗肌：前侧——髋外展肌、髋伸肌、髋外旋肌。

后侧——髋屈肌、髋内旋肌。

协同肌：前侧——髋内收肌、髋屈肌与髋内旋肌。

后侧——髋伸肌与髋外旋肌。

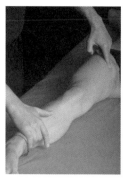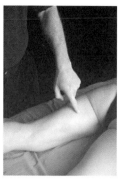

大收肌细节（仰卧位与俯卧位）

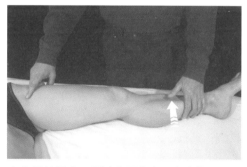

大收肌前侧头：受试者腿伸直，脚内旋45°。测试者从脚踝上方对抗髋关节内收运动。

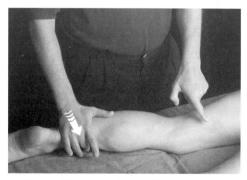

大收肌后侧头：受试者腿伸直，脚跟内旋45°。测试者从内踝上方对抗髋关节伸展运动。

股薄肌

附着： 耻骨下支前侧与胫骨粗隆内侧。

功能： 髋关节内收、屈曲、屈膝时内旋。

核心： 腰椎。

拮抗肌： 髋外展肌与髋伸肌、股二头肌。

协同肌： 髋内收肌、髋屈肌、缝匠肌、半腱肌。

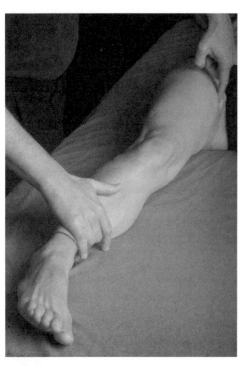

股薄肌细节

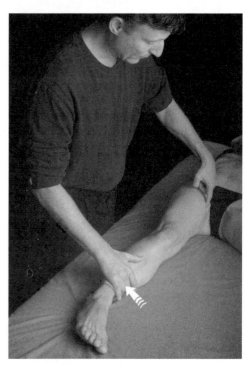

受试者腿伸直，脚完全内旋。测试者从脚踝上方对抗髋关节内收运动。

缝匠肌

附着： 髂前上棘、胫骨上端内侧面。

功能： 协助髋关节屈曲、外展与外旋；协助膝关节屈曲与内旋。

核心： 腰椎。

拮抗肌： 髋伸肌、髋内收肌、髋内旋肌、伸膝肌、膝外旋肌。

协同肌： 髋屈肌、髋外展肌、髋外旋肌、屈膝肌与膝内旋肌。

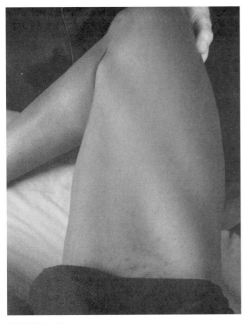

缝匠肌细节

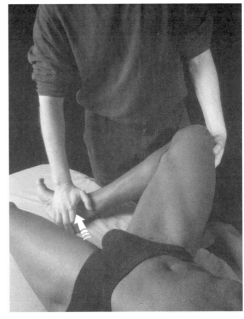

受试者屈膝，膝关节稍微抬离床面。测试者一只手放在受试者膝关节下方给予支撑，另一只手放在其脚跟处，对抗脚跟向腹股沟移动。

股直肌

仰卧位与俯卧位

附着：髂前下棘、髋臼上缘。

功能：屈髋和伸膝。

核心：腰椎。

拮抗肌：腓肠肌、腘绳肌、臀大肌、腰竖脊肌。

协同肌： 股四头肌的其他三条、胫骨前肌、髋屈肌、腹肌、颈屈肌。

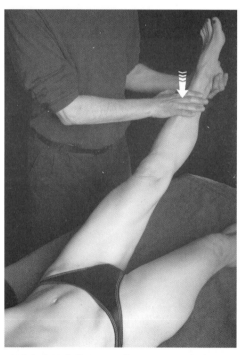 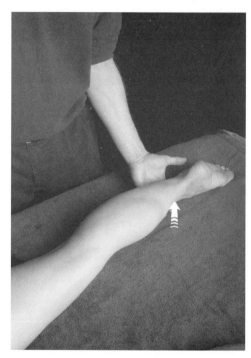

受试者膝关节伸直，屈髋30°，脚趾指向天花板，测试者从脚踝上方对抗屈髋运动。

受试者膝关节完全伸直，测试者从脚踝上方对抗屈髋运动。

股中间肌

仰卧位与俯卧位

附着：股骨干前侧与外侧、髌骨，经髌韧带止于胫骨粗隆。

功能：伸膝。

核心：腰椎。

拮抗肌：屈膝肌。

协同肌：伸膝肌、胫骨前肌、髂腰肌。

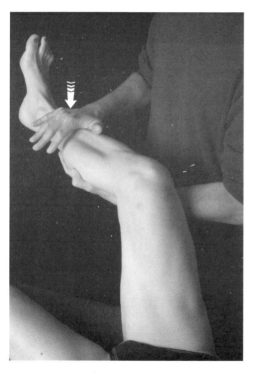 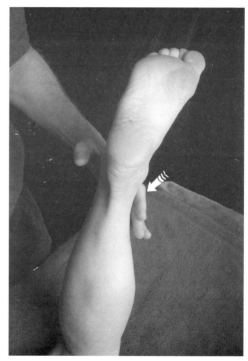

受试者屈膝 90°，脚伸直，脚趾朝上。测试者一只手在受试者膝关节下方支撑小腿。另一只手从其脚踝上方对抗伸膝运动。

股内侧肌

仰卧位与俯卧位

附着：股骨粗线（位于股骨干后面）、髌骨，经髌骨韧带止于胫骨粗隆。

功能：伸膝。

核心：腰椎。

拮抗肌：内侧腘绳肌。

协同肌：股直肌、股中间肌、股外侧肌、股内收肌群、腰肌、髂肌。

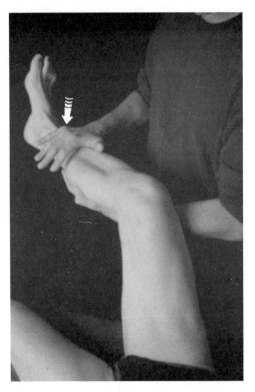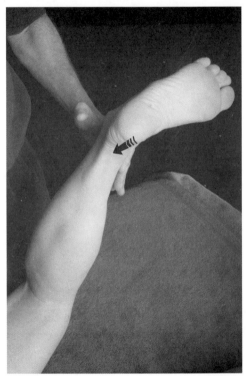

受试者屈膝，小腿内旋。测试者一只手在受试者膝关节下方支撑小腿，另一只手从其内踝上方对抗伸膝运动。

股外侧肌

仰卧位与俯卧位

附着： 股骨粗线、髌骨，经髌骨韧带止于胫骨粗隆。

功能： 伸膝。

核心： 腰椎。

拮抗肌： 股二头肌。

协同肌： 股直肌、股中间肌、股内侧肌、髂胫束、阔筋膜张肌、髂肌。

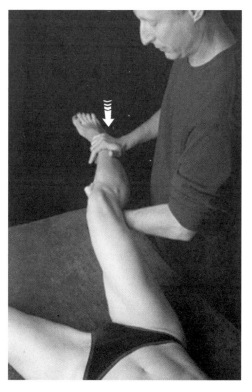
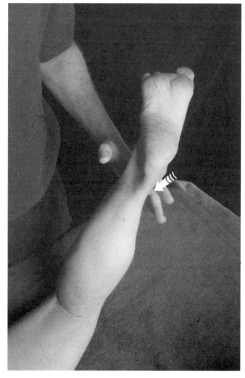

受试者屈膝，小腿外旋。测试者一只手在膝关节下方支撑小腿，另一只手从其外踝上方对抗伸膝运动。

股二头肌

仰卧位与俯卧位

附着：坐骨结节与腓骨头。

功能：伸髋、屈膝、屈膝时股部外旋。

核心：腰椎、胸椎。

拮抗肌：髋屈肌、伸膝肌、屈膝时胫骨内旋肌。

协同肌：腓肠肌、臀大肌、梨状肌、腰方肌、腰伸肌、颈伸肌。

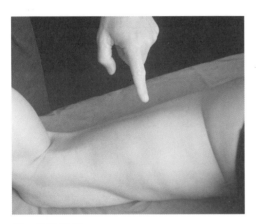

股二头肌细节

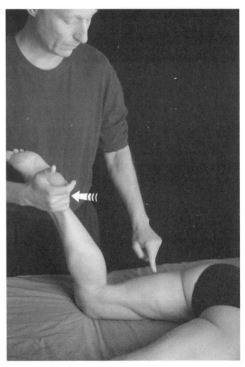

受试者屈膝，脚外旋。测试者一只手放在受试者脚跟后侧对抗屈膝运动（可将另一只手放在腘绳肌上防止腘绳肌痉挛）。

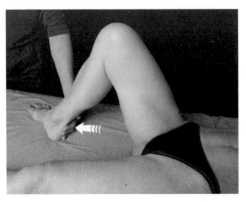

受试者屈膝，脚外旋。测试者手在其脚跟上方对抗屈膝运动。

半腱肌和半膜肌

附着：半腱肌——坐骨结节、胫骨上端内侧面。

半膜肌——坐骨结节、胫骨内侧髁。

功能：伸髋、屈膝、屈膝时胫骨内旋。

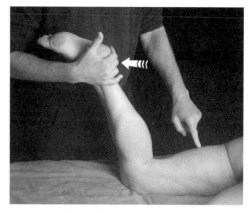

受试者屈膝，脚内旋。测试者一只手放在其脚踝后侧阻止屈膝运动。

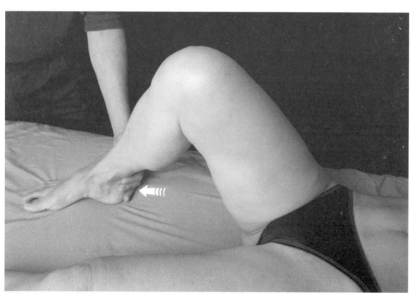

受试者屈膝，脚内旋。测试者一只手放在其脚踝上方阻止屈膝运动。

腘绳肌

仰卧位与俯卧位

功能：伸髋、屈膝。

核心：腰椎、胸椎。

拮抗肌：髋屈肌、伸膝肌。

协同肌：踇长屈肌、腘肌、腓肠肌、臀大肌、腰竖脊肌、颈伸肌。

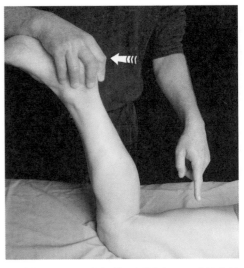

受试者屈膝，脚尖朝前。测试者一只手放在其脚跟上方对抗屈膝运动。

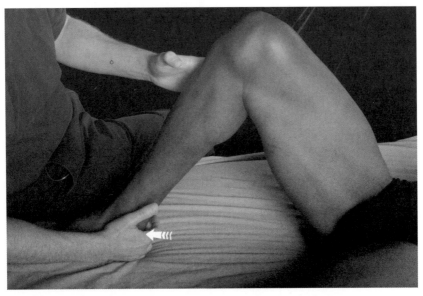

受试者屈膝，脚尖朝前。测试者一只手放在其脚跟上方对抗屈膝运动。

腘肌

仰卧位与俯卧位

附着： 股骨外侧髁与胫骨干后侧近端。

功能： 膝关节屈曲、胫骨内旋。

核心： 腰椎、胸椎。

拮抗肌： 股四头肌、踝背屈肌、踝外翻肌。

协同肌： 蹬长屈肌、腓肠肌、腘绳肌、臀大肌、腰竖脊肌、颈伸肌、股薄肌、缝匠肌。

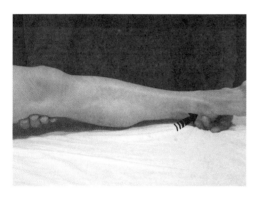

受试者膝关节伸直。测试者一只手放在受试者膝关节下方使其微屈，另一只手放在其内踝上方（保持脚尖轻微内旋），对抗屈膝运动。

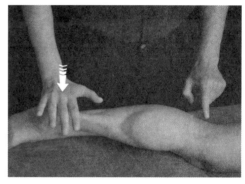

受试者膝关节伸直，脚尖内旋。测试者将手放在其脚踝上，对抗屈膝运动（第一次测试的时候屈膝 10°~15°）。

腓肠肌

仰卧位与俯卧位

附着：股骨内上髁与外上髁，经跟腱止于跟骨。

功能：踝关节跖屈、屈膝。

核心：腰椎、胸椎。

拮抗肌：踝背屈肌、伸膝肌。

协同肌：蹈长屈肌、比目鱼肌、腘绳肌、臀大肌、腰骶部、颈伸肌。

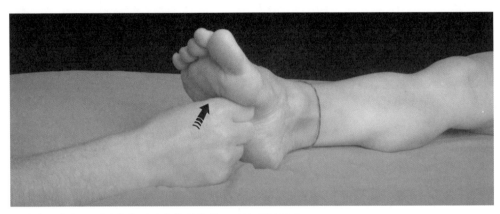

受试者腿伸直。测试者将手顶在其前脚掌下对抗跖屈运动。

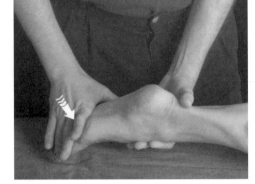

受试者腿伸直，脚放在床上。测试者一只手放在脚踝下方给予支撑，另一只手放在受试者前脚掌上对抗跖屈运动。

比目鱼肌

仰卧位与俯卧位

附着：胫骨与腓骨上端后方，经跟腱止于跟骨。

功能：踝关节跖屈。

核心：腰椎、胸椎。

拮抗肌：踝背屈肌。

协同肌：姆长屈肌、腓肠肌、腘绳肌、臀大肌、腰骶部、颈伸肌。

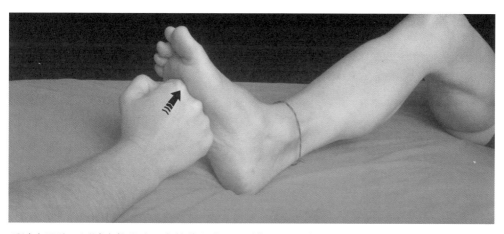

受试者屈膝，测试者将拳头顶在其前脚掌下，对抗跖屈运动。

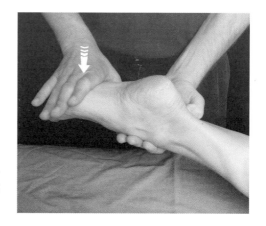

受试者屈膝，将脚稍微抬离床面。测试者一只手放在受试者脚踝下方给予支撑，另一只手放在前脚掌上对抗跖屈运动。

胫骨后肌

仰卧位与俯卧位

附着：胫骨后方与腓骨，足舟骨及邻近跗骨、跖面。

功能：踝关节跖屈、足内翻。

核心：腰椎、胸椎。

拮抗肌：踝背屈肌、足外翻肌。

协同肌：姆长屈肌、腓肠肌、腘绳肌。

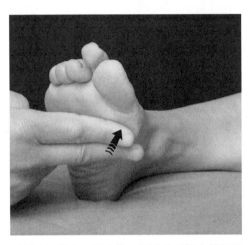 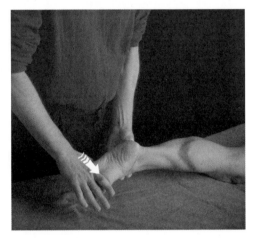

受试者腿伸直，足内旋。测试者手放在其姆趾下方，对抗足跖屈与内翻运动。

受试者腿伸直，足内旋。测试者一只手放在受试者脚掌内侧对抗跖屈运动，另一只手在脚踝下给予支撑。

胫骨前肌

仰卧位与俯卧位

附着：胫骨外侧髁与胫骨干外侧，骨间膜与第1跖骨底，第1楔骨内侧面。

功能：踝关节背屈，足内翻。

核心：腰椎、胸椎。

拮抗肌：踝关节跖屈肌，足外翻肌。

协同肌：（背屈时）股四头肌、髂腰肌、踇长伸肌；（内翻时）内侧足弓肌群、髋内收肌、髂腰肌。

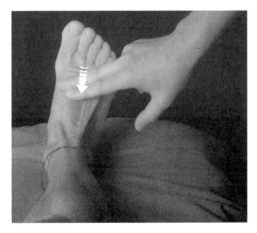 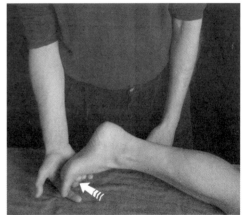

受试者腿伸直，脚踝稍微跖屈，测试者从其踇趾根部上方对抗脚踝背屈运动。

第三腓骨肌

仰卧位与俯卧位

附着： 腓骨远端的前侧，以及第 5 跖骨底。

功能： 足背屈、外翻。

核心： 腰椎、胸椎。

拮抗肌： 足内翻、跖屈肌。

协同肌： 腓骨长肌、腓骨短肌、趾伸肌、阔筋膜张肌、臀中肌、臀小肌、腰方肌。

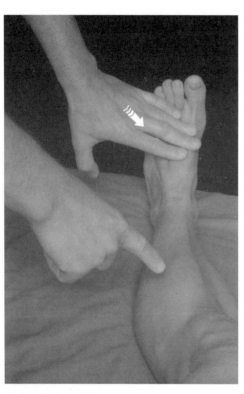

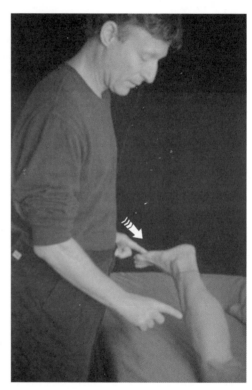

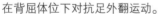

在背屈体位下对抗足外翻运动。

腓骨长肌与腓骨短肌

仰卧位与俯卧位

附着： 腓骨长肌——腓骨干外侧上 2/3、第 1 跖骨底、第 1 楔骨（跖面）。

　　　　腓骨短肌——腓骨干下 2/3、第 5 跖骨底。

功能： 足外翻、跖屈；支持足弓。

核心： 腰椎、胸椎。
拮抗肌： 足内翻肌、踝背屈肌。
协同肌： 阔筋膜张肌、臀中肌、臀小肌、腰方肌、腹斜肌、颈侧屈肌。

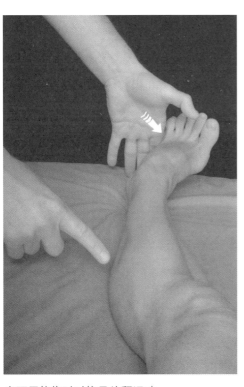
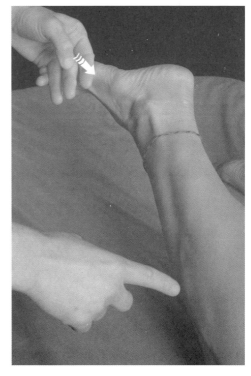

在跖屈体位时对抗足外翻运动。

足内翻

仰卧位与俯卧位

核心：腰椎。

拮抗肌：足外翻肌。

协同肌：胫骨前、后肌，内侧腘绳肌，髋内收肌，腰肌。

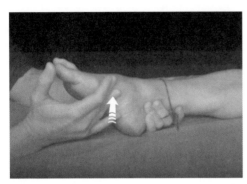

测试者一只手稳定脚踝，另一只手在内侧足弓的位置对抗足内翻运动。

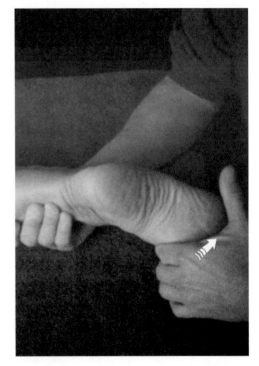

足外翻

仰卧位与俯卧位

核心： 腰椎、胸椎。

拮抗肌： 足内翻肌。

协同肌： 阔筋膜张肌、臀中肌、臀小肌、腰方肌、腹斜肌、颈侧屈肌、颈屈肌。

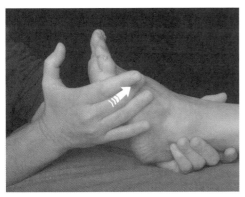

受试者腿伸直，测试者一只手稳定受试者脚踝，另一只手放在其足外侧对抗足外翻运动。

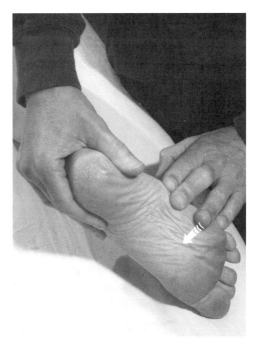

蹬长屈肌

仰卧位

附着：腓骨后面、蹬趾远节趾骨底跖面。

功能：屈曲蹬趾、跖屈踝关节。

> **核心**：腰椎。
> **拮抗肌**：蹬长伸肌。
> **协同肌**：踝背屈肌、趾长屈肌、腘绳肌、臀大肌、腰伸肌。

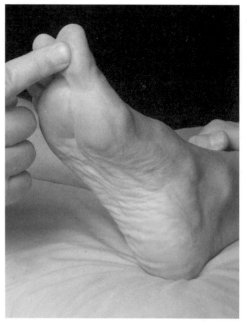

受试者蹬趾稍微伸直，测试者将示指放在其蹬趾跖面对抗蹬趾屈曲运动。

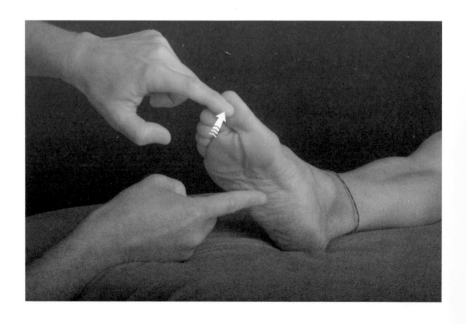

跚长屈肌

（接上页）

俯卧位

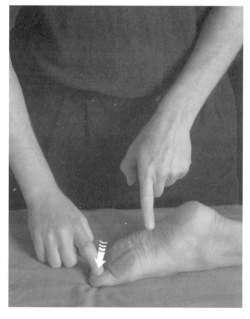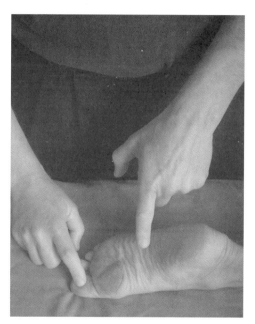

受试者腿伸直，测试者将示指压在受试者的跚趾上，对抗跚趾屈曲运动。

踇长伸肌

仰卧位与俯卧位

附着：腓骨干前侧、骨间膜。

功能：伸踇趾、踝背屈。

> **核心**：腰椎。
>
> **拮抗肌**：踇长屈肌。
>
> **协同肌**：趾长伸肌、胫骨前肌、股四头肌、髋屈肌。

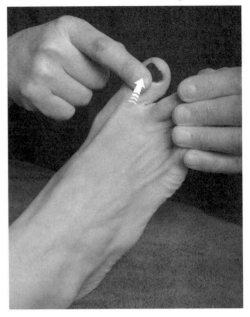

受试者第 2~5 趾弯曲，测试者将示指放在踇趾背侧远节趾骨处，对抗踇趾伸展运动。

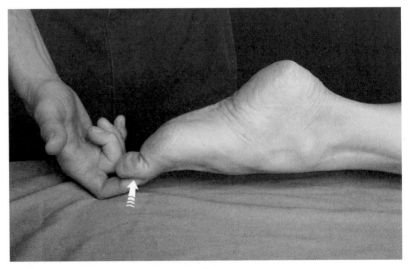

测试者将示指放在受试者踇趾背侧对抗踇趾伸展运动。

趾长伸肌

仰卧位

附着： 胫骨外侧髁，腓骨骨干前侧上 2/3、第 2~5 中节和远节趾骨。

功能： 在跖趾关节处伸展第 2~5 趾、辅助踝背屈。

核心： 腰椎。
拮抗肌： 趾长屈肌、踝跖屈肌。
协同肌： 踝背屈肌、股四头肌、髂腰肌。

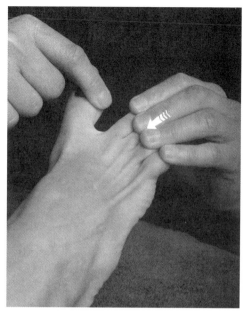

将手指分别放在第 2~5 趾的背侧，并使它们微屈，对抗伸展。

注意：若俯卧位下测试，则给予相反的测试动作。

趾长屈肌

仰卧位与俯卧位

附着：胫骨后面、第 2~5 趾远节趾骨底（跖面）。

功能：屈第 2~5 趾、跖屈踝关节。

> **核心：**腰椎。
> **拮抗肌：**趾长伸肌。
> **协同肌：**拇长屈肌、踝跖屈肌、腘绳肌、臀大肌、腰伸肌。

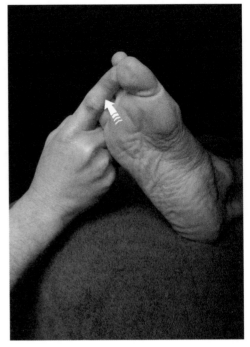

测试者示指伸直，水平置于第 2~5 趾跖面，对抗脚趾弯曲运动。

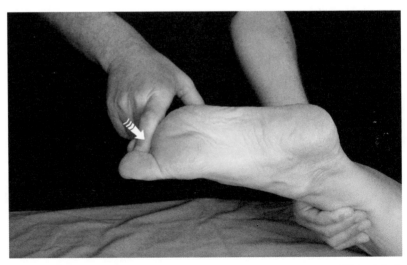

测试者一只手稳定脚踝，另一只手示指放在第 2~5 趾的跖面，对抗脚趾弯曲运动。

■ 下肢肌群功能

髋外旋

1. 梨状肌
2. 上孖肌
3. 闭孔内肌
4. 下孖肌
5. 闭孔外肌
6. 股方肌
7. 臀大肌（图中已移除）
8. 缝匠肌（图中未显示）

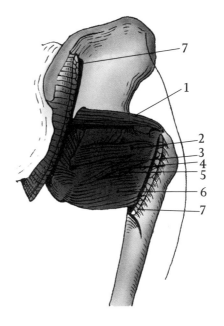

髋内旋

1. 臀中肌
2. 臀小肌
3. 阔筋膜张肌
4. 大收肌的前侧头（图中未显示）

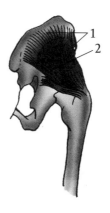
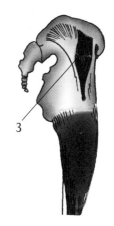

屈髋

1. 腰大肌与髂肌
2. 耻骨肌
3. 阔筋膜张肌
4. 短收肌
5. 长收肌
6. 大收肌（前侧头）
7. 股直肌
8. 缝匠肌

伸髋

1. 臀大肌
2. 股二头肌（长头）
3. 半腱肌
4. 半膜肌
5. 大收肌（后侧头）

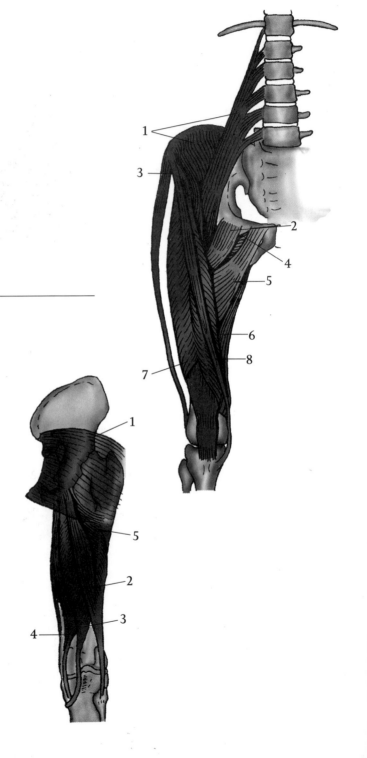

髋外展

1. 臀中肌
2. 臀小肌
3. 阔筋膜张肌
4. 缝匠肌

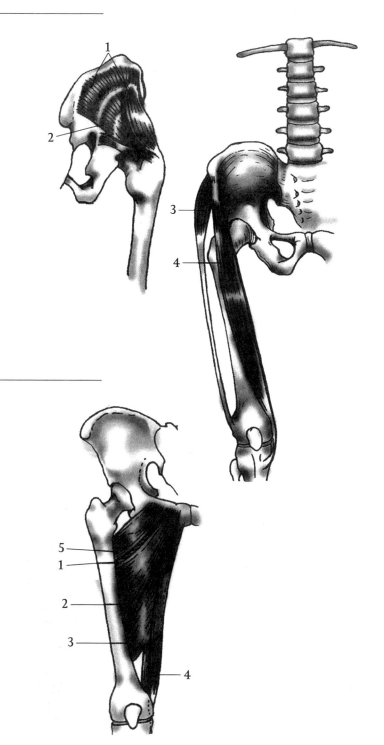

髋内收

1. 短收肌
2. 长收肌
3. 大收肌
4. 股薄肌
5. 耻骨肌

膝外旋

1. 股二头肌

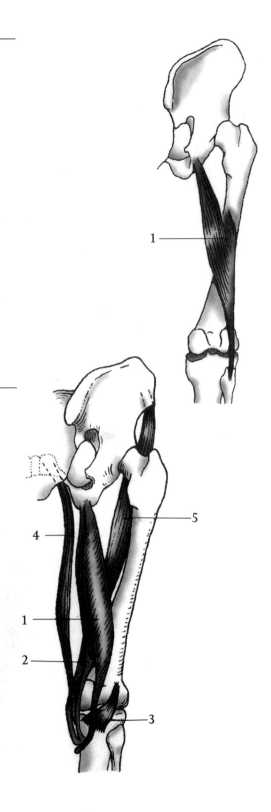

膝内旋

1. 半腱肌
2. 半膜肌
3. 腘肌
4. 股薄肌
5. 缝匠肌

屈膝

1. 股二头肌
2. 半腱肌
3. 半膜肌
4. 缝匠肌
5. 股薄肌
6. 腓肠肌
7. 腘肌

伸膝

1. 股外侧肌
2. 股中间肌
3. 股内侧肌
4. 股直肌
5. 阔筋膜张肌

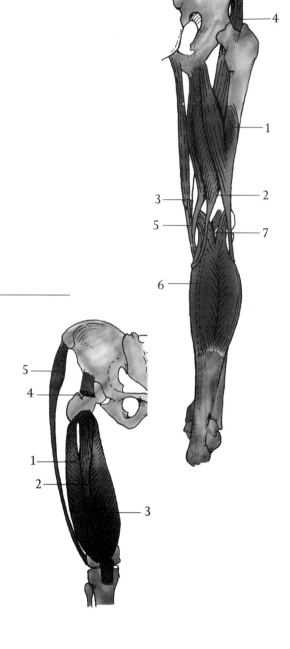

踝关节背屈

1. 胫骨前肌
2. 趾长伸肌
3. 第三腓骨肌
4. 蹈长伸肌

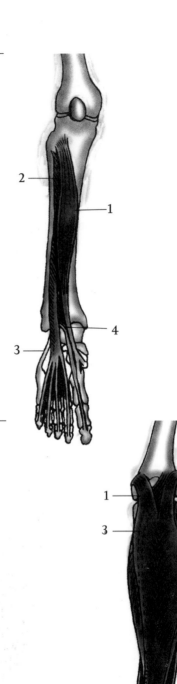

踝关节跖屈

1. 腓肠肌
2. 比目鱼肌
3. 腘肌
4. 腓骨长肌
5. 腓骨短肌
6. 胫骨后肌
7. 蹈长屈肌
8. 趾长屈肌（图中未显示）

足内翻

1. 胫骨前肌
2. 胫骨后肌

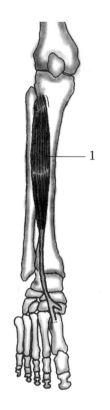
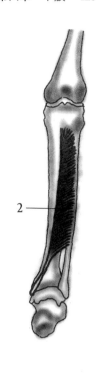

足外翻

1. 第三腓骨肌
2. 腓骨长肌
3. 腓骨短肌

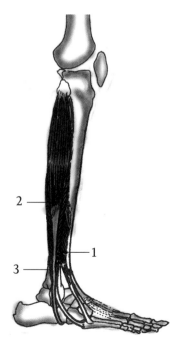

第五章　其他测试

前进步态测试

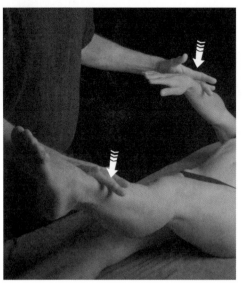

在受试者伸直并抬高一侧上肢和对侧下肢时施加阻力对抗。这个动作测试的是行走时协调肌肉的运动能力。对于较弱的肌肉，训练相反的方式来增强对侧肢体的肌肉力量。

注意：执行相反的指令来测试向后摆腿。

横向移动测试

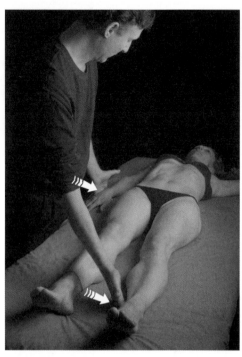

在对抗一侧上肢外展的同时，对抗对侧下肢内收。这个动作评估侧方运动的协调性。此项测试也可以以相反的方式进行。遵照与前进步态相同的矫正步骤。

外展一致性测试

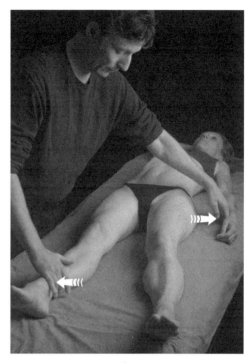

在对抗一侧下肢外展的同时，对抗对侧上肢外展。这个动作评估了身体同时外展上、下肢的能力（开合跳）。遵照与前进步态一致的矫正步骤。

内收一致性测试

在对抗下肢内收的同时，对抗对侧上肢内收。这个动作评估了身体同时内收上、下肢的能力（开合跳）。遵循与前进步态一致的矫正步骤。

作者简介

戴维·温斯托克（David Weinstock）在约翰·霍普金斯大学（Johns Hopkins University）读医学预科时就发现了自己对替代医学的热爱。后来，他走遍了美国中南部，向当地的治疗师学习。温斯托克精通西班牙语和葡萄牙语。1979年，他在新墨西哥自然疗法学院（New Mexico School of Natural Therapeutics）完成了长达1 000小时的课程。他在新墨西哥州的阿尔伯克基开始了自己的教学及私人执业生涯。

温斯托克于1987年与他人共同开发了神经动力学疗法。他使用这种技术治疗颈部和背部损伤、颞下颌关节紊乱（TMJ）综合征和腕管综合征。1986年，他与人共同创办了"活着与健康"（Alive and Well）人体工程意识研究所（Institute of Conscious Bodywork），并在那里任教至2007年。目前，他与妻子罗斯（Rose）及女儿塞莱娜（Selena）在加利福尼亚州科特马德拉工作和生活。更多信息，请访问网站 www.neurokinetictherapy.com。

主译简介

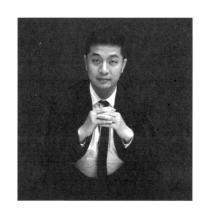

张志杰　运动康复博士，硕士研究生导师，河南省洛阳正骨医院康复院区副院长，毕业于香港理工大学物理治疗系（运动损伤康复方向）。中国康复医学会物理治疗专业委员会副主任委员，中国康复医学会康复医疗机构管理委员会常务委员，中国中西医结合学会骨科康复专业委员会副主任委员，中国研究型医院学会冲击波医学专业委员会副主任委员，河南省冲击波医学教育及培训专家委员会主任委员，河南省肌骨超声专业委员会副主任委员。主要从事肌肉韧带力学特性研究、肌骨超声及体外冲击波在软组织疼痛中应用的研究。参与国家体育总局备战2012及2016年奥运会，为2018年雅加达亚运会中国代表团医疗专家成员。发表学术论文60篇，其中SCI论文25篇，多本国内外杂志编委及审稿专家。获得第一届中国康复医学会科技进步二等奖。

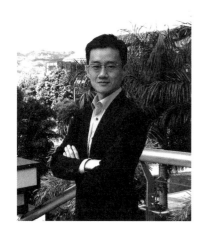

刘春龙　康复医学副教授，硕士研究生导师，广州中医药大学针康学院康复临床教研室主任。毕业于香港理工大学物理治疗系（运动损伤康复方向）。发表核心期刊论文50余篇，其中SCI论文10余篇。获得国家发明专利3项，实用新型专利5项。参编康复医学专业教材8部，主译多部康复技术经典著作。创立动态冲击波技术理念，擅长运用肌肉能量技术、动态关节松动术等治疗运动损伤类疾病。

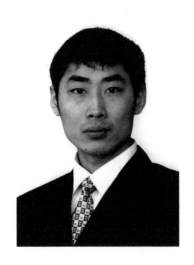

宋　朝　郑州市中心医院康复治疗部主任，毕业于新乡医学院临床康复专业。中国康复医学会物理治疗专业委员会青年委员会常务委员，中国研究型医院学会冲击波医学专业委员会常务委员，河南省冲击波医学教育与培训专家委员会副主任委员，河南省医学会物理医学与康复学分会康复治疗学组副组长，郑州市康复医学会物理治疗专业委员会主任委员。发表学术论文 9 篇，参编多部国内康复专业教材。主要擅长脑卒中、骨折、运动损伤、颈肩腰腿痛等引起的运动障碍、姿势异常的康复评定和物理治疗。

对《神经动力学：徒手肌肉测试指南》的评价

《神经动力学：徒手肌肉测试指南》是最好的手法治疗指导手册之一。排版简洁且通俗易懂，是一本很好的工具书，能对我临床工作中治疗慢性疼痛所用的整脊疗法、主动松弛技术和 Egoscue 训练等方法进一步补充和完善。

— Bruce Rizzo（整脊治疗师、ART）

神经动力学是非常重要的治疗技术，通过对该技术的学习可提高私人教练的专业技术水平。私人教练经常遇到因陈旧性损伤导致运动代偿模式或肌肉失衡的客户。《神经动力学：徒手肌肉测试指南》提供了详细的操作指导，通过发挥客户机体潜能帮助他们恢复肌肉控制和肌肉间的平衡状态。本书简单易懂，向私人教练展示了如何准确有效地评估和测试。本书插图让私人教练知道准确的施压部位，以及治疗时客户应取的体位，以保证肌肉测试有效。本指南很好地补充了所有教练的知识体系。

— David Phillips（CES、NASM 认证私人教练）

肌肉测试在许多学科中都有应用，但是操作方法多种多样。David Weinstock 的《神经动力学：徒手肌肉测试指南》以一种简洁易懂的方式清楚地展示了这种技术。每个肌肉测试都有清晰的插图，插图包括肌肉起止点和产生的运动。这本书应该成为所有软组织学专家书架的一部分。

— Douglas Kyle（整脊治疗师、DABCO、ART）

《神经动力学：徒手肌肉测试指南》清晰而全面地概述了肌肉测试技术以及相关的解剖结构，它和神经动力学治疗方案的结合表明该方法在传统按摩和强化模式的应用基础上又有了一次提高。对于那些职业性或非职业性的难以缓解的疼痛，我听从

David Weinstock 的意见，总能成功缓解。

— Caryl Sircus（物理治疗师、助理水疗师）

　　这本书既简洁又清晰，体现了康复和治疗的一致性。对于瑜伽教练来说，它提供了更深入的技能和知识。它可以极大地帮助瑜伽教练了解完整的结构，并帮助他们治愈任何可能因疼痛或活动受限引起的损伤。这本书像珠宝一样珍贵！

— James Higgins（瑜伽教练）